以肺為宗

（改版）

跟科學家學養肺自救，
做好體內環保抗老化

王唯工
王晉中——著

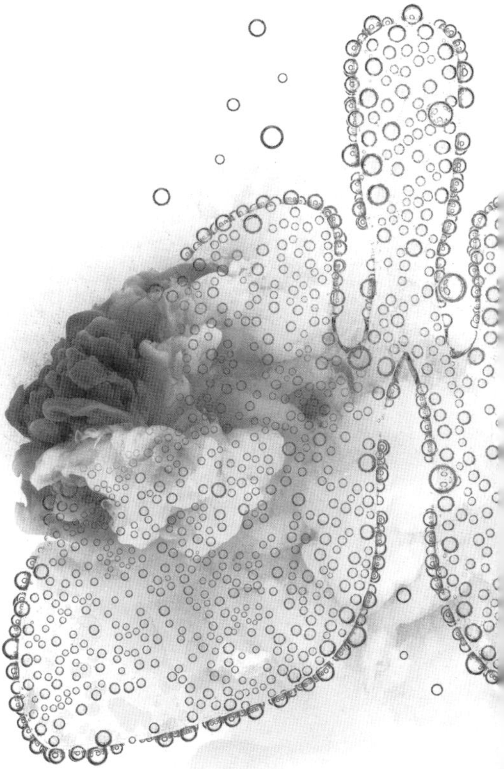

自序

抓住問題核心，發揚先祖智慧

這是我們的第九本書了。

當我寫完第一本書《氣的樂章》後，就覺得「江郎才盡」，似乎我想說的話，一下子就說完了。而今不知不覺地已寫了第九本，第十本《以腎為基》的大綱也已經完成。先做個廣告，《以腎為基》不僅統合了《內經》、《難經》中對腎解說之不同，也對傳統「氣」功、內功、外功，做了以現代生理學為基礎的分辯與解析。

我自己回想一下，我寫書的重點思考「抓住問題的核心」：在中醫理論方面，我們抓住了「氣」，提出共振血循環理論；有關河圖洛書，我們提出諧波與本徵模的概念，並把1至9數字的含義，做了最廣義的應用。

其實在中醫之經絡及脈診的討論中，我們也用了諧波與本徵模的概念（請參看延伸閱讀〈中國醫學之現代觀〉），因此發現中醫的發展是在不斷地退化中。

《內經》、《難經》之十二個本徵值（經絡），到了《傷寒論》的六經辯證就切掉了一半，而且由十二經限縮為六經的過程中，沒有任何理論根據。到了唐朝孫思邈，曾經想要回到十二經絡的分經分治概念，但他只了解了十個經絡，而少了心包與三焦。

金元四大家之前有張元素試圖恢復十二經辯證及用藥，他的貢獻非常大，但是受重視程度卻不如金元四大家。其實金元四大家也是各執一經，四個人只抓住了四條經絡，因此又從六經變成破碎的四經。而到了溫病學說或營衛理論，就只剩二經或三經（諧波三為營，諧波九為衛；或三、六、九為一組），過去二、三千年的中醫發展史，就是由十二經退化到只剩二、三經的殘破局面。

其實由延伸閱讀〈中國醫學之現代觀〉一文，可知諧波之產生是數學的必然，所以我們大膽的反對「五行相生相剋」理論。因為這既不是諧波，也無法證明其為本徵模。只要能提出一個科學實證的特例，證明有一個特定系統，是以五行為本徵模，又能相生相剋，也就很偉大了。

我們的遠祖早在一萬年前（請參看《河圖洛書前傳》）就悟出了這個諧波與本徵模的道理，因而留下《內經》、《河圖洛書》、《神農本草經》等巨大著作，至今我們仍不得其解，更不要說廣泛應用。

奮起吧，河洛人，讓我們努力發掘先祖留下的智慧，以河洛文化補足現代科學、文化，尤其是醫學之不足，並發揚光大。

前言

循科學軌跡追尋中西方醫學的融合

這本書叫《以肺為宗》，是根據《內經》肺為「宗氣」之源的意思。而宗氣又是什麼呢？就是現代生理學所說的氧氣。

「以肺為宗」，意即肺為提供氧氣之源。

以前我寫過一本《水的漫舞》，點出二氧化碳排不出去會形成酸水，也就是碳酸水。這可是人體濕氣之根本，也是老化的指標。人愈老，累積的濕氣愈重，酸水愈多，也就變得臃腫、遲鈍、粗糙、無力……，一切老化的表象都顯現出來。

本書是《水的漫舞》的互補版，將身體吸收、運用氧氣的機能做一個分解，也就是對二氧化碳排出做進階的生理分析，把二氧化碳與鈣在身體的儲存、運用及流失做一個好的分析。

這個課題對今日流行吃鈣也做了一些量化分析。人體排除二氧化碳，主要靠肺。所以「以肺為宗」，第二線才是腎臟與排汗，兩者間之效能相差何止千百倍。而以鈣來中和二氧化碳，只是臨時的、救急的最後手段，其成本之高與效率之差都是很可怕的。

而西方生理學是化約的，將氧之吸收與二氧化碳之排出，每一步驟都做了仔細的分析，這也是我們書中、生理學中呼吸部分的主要知識。但是各種排除二氧化碳的機能中，其效率、重要性、與其他生理機能間的相關性，卻因過度化約而難免看不真切。

中醫之觀察是表面的、表象的，但卻常是許多化約機制的一個總結。如人之老化表徵，不論是走不動路、思緒混亂、皮膚粗糙、肌肉鬆弛，老眼昏花、（高血壓）、（糖尿病）[註]……等等，都是二氧化碳排不出去，阻礙了鈣的信差功能以後，逐個發生的。

中醫不知二氧化碳如何排出身體，卻能看出最終老化之指標，並以此來做為治療的指引；而西方生理學知道了各種二氧化碳排除的管道，但並沒有明確指出其與各種老化指標間的關係。

本書希望做一個引子、墊腳石，做為中西方醫學、生理學融合的馬前卒。希望各位先進、大德勇敢揮軍進來，大家一起收割這豐盛的成果，以饗世人。

註：（病症）表中醫原本不知之慢性病或老化病。

Contents
目錄

若把人體看成一部機器，要維持機器的有效運作，最基本的是能量，而且愈傑出的機器，能量用得愈兇；愈精細的機器，愈需要精準的操控。究竟能量怎麼來的？用什麼方法儲存、供應？在我們動腦思考的同時，能量也正用得特別兇……

想像動脈是送水進入魚池的管子，靜脈是將水由魚池排放出來的通管，腸胃是餵食工具，肺是打氣機。人體身上各個器官是多個獨立魚池，在水中養著各種不同的魚（細胞），魚的呼吸、吃食、拉屎都在池水中進行。淨化差了，魚池水濁度也反映著我們的氣色身形。

Contents

目錄

PART 3

鈣的迷思 補鈣不是保健萬靈丹 64

「鈣」，是控制許多身體機能的關鍵因子，骨骼與牙齒是體內儲存鈣的大本營，但細胞內鈣的含量卻微乎其微，原因牽涉到鈣離子的功能發揮。既然鈣在身體儲量這麼大，怎麼會缺鈣？那些消失的鈣是用到哪裡去？缺鈣催人老，大家流行吃鈣、補鈣，效果真的好嗎？

PART 4

肺是關鍵　體內減碳計畫的核心 90

身體中酸與鹼的平衡，二氧化碳是絕對的主導。而在酸鹼平衡中，最重要、也是最大量的管道，是由肺將二氧化碳排出。相較於其他管道的耗能費時、解決A問題卻引來C問題，只要將肺功能發揮好，幾分鐘就能達到酸鹼平衡，效率佳又不擔心副作用。

PART 5

養肺自救　肺部保健運動飲食篇 116

Contents

目錄

「對肺好一點，留住好青春」。人的老化，最明顯又不斷堆集的是二氧化碳排不出去，主要原因就是肺的功能退化了。了解關鍵在肺，因應重點在於減少二氧化碳產生，增加氧氣供應。再來我們就從運動、飲食兩帖處方進行復健，讓自己找回一片清新。

PART

— 1 —

肺為氣之本 人體的運作由能量催動

若把人體看成一部機器，要維持機器的有效運作，最基本的是能量，而且愈傑出的機器，能量用得愈兇；愈精細的機器，愈需要精準的操控。究竟能量怎麼來的？用什麼方法儲存、供應？在我們動腦思考的同時，能量也正用得特別兇……

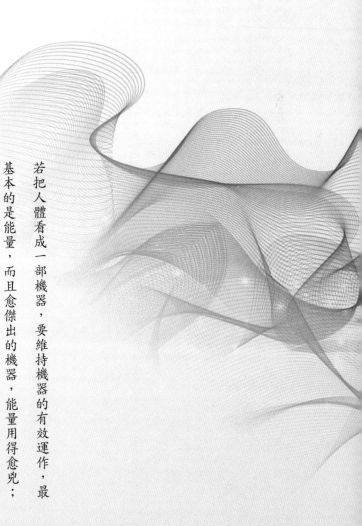

1

能量推動人體的運作

如果把人體看成一部機器，要維持這台機器的有效運作，最基本的是能量。

我們走路要用能量，講話要用能量，思考要能量，呼吸也要能量，心跳更要用到能量，甚至吃飯、喝水都需要能量……。

這個機器的架構是由基因主導，再配合遵循一些物理、化學、生物、醫學的基本原則，才能在正確的環境——母親的子宮中，生長出如此出眾又獨一無二的個體。

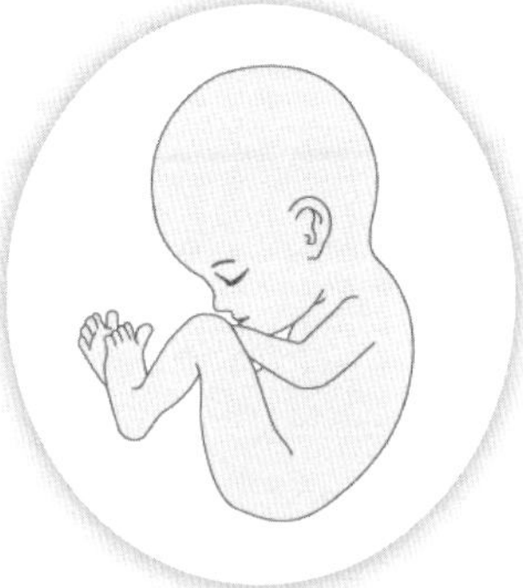

每個人從在母親子宮中就是無一無二的個體。

不論你擁有的機器是何等優秀，又是何等的獨一無二，要維持機器運作，你就是要用能量。而且愈傑出的機器，能跑善跳，能量用得愈兇；愈精細的機器，愈需要精準的操控，當我們在用腦思考時，能量可是用得特別兇呢！

一個爐子的汽車能量供應

汽車的能量，靠的是汽油。但是汽油只是含有能量，要用氧氣去燃燒汽油，才能釋出為能量。

氧氣怎麼供應？汽油如何送進爐子？燃燒如何管控？這就成為汽車功能好壞與否的設計重點。

汽車的爐子是內燃機，要把火限制在一個金屬容器之中，又不容許金屬被高溫燒融，這需要多少聰明的設計！

而汽車只有一個爐子，進燃料，送氧氣，控制燃燒和排廢氣，要有效掌控必須透過精細的管路、精確的時程控制和結構，才能成為最精密的爐子，然後還要把燒出來的能量用來開上路。

人體的爐子有60兆個以上

我們再回頭來看人體，人體的爐子存在於每個細胞之中，而最接近爐子的結構是粒腺體（Mitochondria）。

那麼我們的身體有多少細胞呢？

估計大約是6×10^{13}個，也就是60兆。由此推估下來，等於在人體內有60兆個以上的爐子，因為一個細胞可能不止一座爐子。

每個爐子都要進燃料、充氧氣，將能量燒出來傳送到整個細胞，以供使用，還要將廢氣排出帶走。

像這樣複雜的機器又將如何設計？

接下來，我們將重點討論身體產生能量及運用能量這個過程。尤其重要的是，如何提高能量的產生及使用效率，以促進身體之健康。

而這個能量之供應，如何在中醫的黑盒子系統中表達、表現，又如何改善提高效率，也是後面篇章討論的重點。

2 人體能量的產生與儲存

人體能量之產生，是以燒醣類與油脂為主，與工業上燒碳及石油是一樣的。這在《水的漫舞》一書中已仔細討論。簡單來說，**碳水化合物（以葡萄糖為代表）和脂肪，是我們身體中常用的兩大類燃料，也是人體主要的能量來源。**

人體的爐子分布在全身每個細胞之中，主要結構是粒腺體。使用能量愈多的細胞中，粒腺體愈多，就成為紅肉；而用能量較少的細胞，粒腺體相對也少，就形成白肉。在這個結構中，燒燃不會產生高熱，因而效率特高，沒有較多的能量以廢熱型態排出體外。

能量的儲存，又是一門學問。

一般而言，能量因擁有能量形式不同，會有各種不同的能量。電能，就是一般用的電；像在日月潭或三峽大壩，靠水由高處往下流產生之能量，水儲存在高處，就是有位能，往下流時就能發電或作功。

而最常用也最有效的儲能方式是「化學位能」。

細胞儲存能量的手段

葡萄糖是由葉綠素將CO_2（二氧化碳）與H_2O（水）加上太陽的能量產生。而葡萄糖，就是在CO_2與H_2O化合成葡萄糖分子時，將太陽能儲存在其分子之中。當葡萄糖在細胞中燃燒，又變成CO_2與H_2O，同時將儲存的能量釋放出來。

這個釋出的能量是如何儲存在細胞之中？

當葡萄糖的能量釋放出來後，會由另一個分子ADP（Adenosine diphosphate,

二磷酸腺苷）來接手。ADP這個分子儲存了葡萄糖在粒腺體中燃燒時所釋放出的能量，並且在自己的身上又加掛一個P（PO_4）磷酸根，成為ATP（Adenosine triphosphate, 三磷酸腺苷）。這個ADP也可再釋出一個P，而成為AMP（Adenosine monophosphate, 一磷酸腺苷），此時又可釋出一份能量。

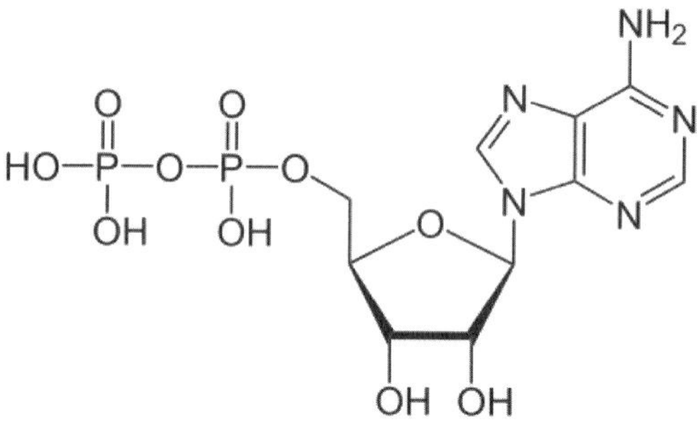

ADP（二磷酸腺苷）

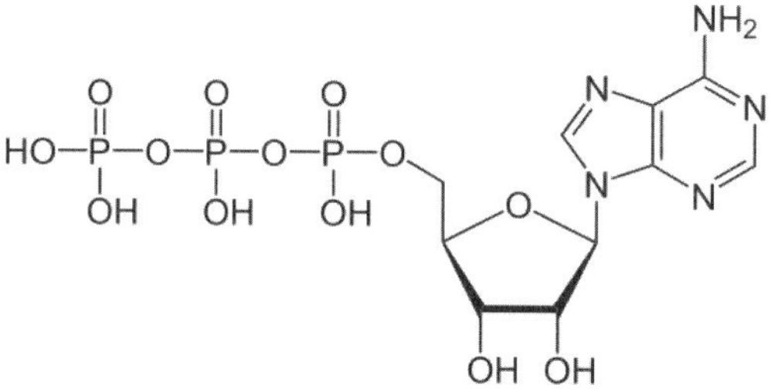

ATP（三磷酸腺苷）

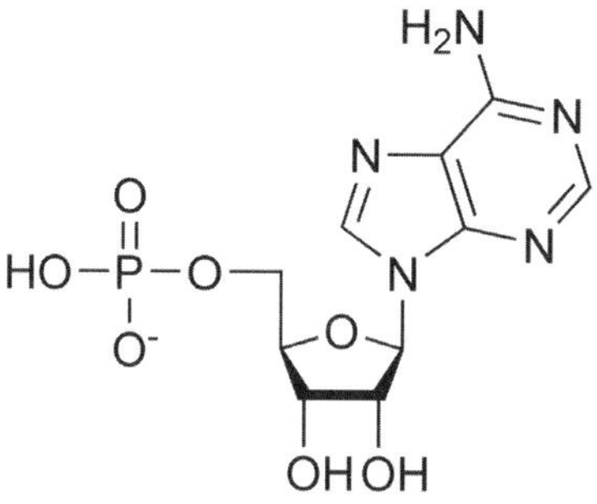

AMP（一磷酸腺苷）

這就是細胞儲存能量的手段。

由各種分子、油脂、醣類、甚至氨基酸，將燃燒後釋出的能量，儲存在ADP或ATP的分子之上；由增加一個P來儲存，減少一個P來釋出能量，而ATP的分子成為細胞中所有需要能量的提供者。

細胞能量短缺的應急措施

當細胞不需要能量時，粒腺體仍做出大量ATP，儲存起來以供備用。如果細胞急需大量能量，則循環系統會增加供血、供氧，粒腺體會加速燃燒葡萄糖，以提供更多的ATP。

倘若能量實在供應不及，葡萄糖會就地分解（不經過粒腺體）成為乳酸，以擠出少量ATP來應急。這也就是不常運動、沒有運動習慣的人，突然從事激烈運動之後，就會全身酸痛的原因。

此外，人體需要大量ATP能量供應的組織，如肌肉，還有更進一步的儲存能量機制——能量可以儲存在另一種分子：PC（Phosphocreatine，磷酸肌酸）之中，加大能量的儲存空間。

一個好的運動員，如跑百米的選手，甚至跑二百米的選手，在跑完全程期間，肌肉中儲存的能量都是足夠的，並不需要由心臟加強輸送氧氣，產生更多能量，完成激烈的短跑競爭。

這個能量儲存的機能，是經過幾十年生化、生理的研究，才得以了解每一個步驟是如何運作的。

3 中醫對能量儲存的理解

中醫不知道葡萄糖，不知道粒腺體，更不要說ATP了。

以黑盒子來看人體，中醫對能量儲存有什麼了解？由西方科學的角度來看，結論一定是「完全無知」。

真的是這樣嗎？

在《內經》中我們找不到有關儲存的記載，然而裡面有許多關於「濕」的文字。

「濕」以現代生理學來理解，是二氧化碳來不及排出黑盒子，產生許多人體由外可以觀察到的「病態」。

但在《神農本草經》中，我們找到了一些線索：

上藥一百二十種為君，主養命以應天，無毒，多服久服不傷人，欲輕身、益氣、不老延年者，本《上經》。

而一些上品藥也有「久服身不老」、「久服輕身不忘、不迷惑」之效，表示許多上品類的食物常吃會讓人身體變輕。

輕身的概念與定義

「輕身」究竟是什麼意思？是在體重計上秤重時變輕嗎？

在中華武術中有一種功法叫「輕功」，練就有成時可以飛簷走壁，中華文化也有一句成語「身輕如燕」，和閩南語的「腳手流利」好像都反應著相同現象。這些都是由觀察身體行動時作出的描述。

這也是黑盒子的邏輯！我們不去追究身體內裡發生什麼生化反應、生理變化，而是直接觀察行動上的變化，就得到「輕身」這個概念。

這種現象的「輕身」至少要：

❶骨骼堅固，不能缺鈣。

❷肌肉強健，不能堆積很多二氧化碳及酸水。

❸儲存足夠的ATP及PC。如此一來，才能支持一段時間的激烈運動，而不需要心跳加速、大口喘氣。

中西醫的觀察大不同

西方生理學觀察到的是ATP儲存豐富，使肌肉能夠承受激烈運動；中醫所觀察到的則是「身輕如燕」、「輕身」。

西方生理學看到是ATP分子與PC分子的功能；而中醫所見是身手矯健表現出來的「身輕」。

簡單來說，**在中醫的觀察中，是以體表可以觀察到的為主，也包括人的行為、氣色等等。**

翻開《內經》，整理其對五臟之描述：

心者，生之本，神之變也，其華在面，其充在血脈……

肝者，罷極之本，魂之居也，其華在爪，其充在筋，以生血氣……

腎者，主蟄，封藏之本，精之處也，其華在髮，其充在骨……

脾……能化糟粕，轉味而入出者也，其華在唇四白，其充在肌……

肺者，氣之本，魄之處也，其華在毛，其充在皮……

而描述到六腑只有一句：

凡十一藏，取決於膽也。

這也是《內經》的科學精神——「不知者為不知」。

《內經》中對其他六個屬於腑的經絡（膽、胃、小腸、大腸、膀胱、三焦）雖有著墨，但對於腑本身核心生理功能，在由黑盒子外面所能觀察之表現則所言不多。

《內經》的臟象指導

在《內經》的指導中，主要是五臟之核心功能，也就是臟象。

心：「生之本，神之變也」。

這裡並未指出心臟功能為輸送全身血液，不知道心臟、動脈、靜脈、微血管是血液輸送的管線，也沒有心臟的解剖分二心房、二心室的了解。以一句「神之變也」似乎已抓住了心臟與血管的主要功能，就是維持本神。也就是將血送達身體各部位、各組織，才能維持各器官、組織基本的生存。

而腦子是對於血液供應最敏感的器官，一旦供血有了變化，則腦子的功能，包括人的行為，甚至性情，都會發生重大改變。如要了解這個本神之變，要加這麼多解釋，就要有這麼多生理上的基本知識。《內經》以其系統學，黑盒子的方法，仍可由直接觀察人的行為，而得到「心者，生之本，神之變也」的結論。

那麼，要如何由外觀來診斷心的健康與否呢？

針對這點，《內經》又用了黑盒子的方法論，提出「其華在面」，也就是心的功能很好，臉部氣色就會好；而「其充在血脈」，表示審視其脈搏時，強而有力，充滿生氣。這些都是可由望或切來判斷，可以由黑盒子外面看得到、摸得到的信號，並由此來診斷心之健康狀態。

肝：「罷極之本，魂之居也」。

說明了肝是一個人是否容易疲累的決定性器官。肝好者，不容易累，耐操；而操持過度，工作勞累就會爆肝。

這也是由人的行為來定義肝的功能，而不是血液內肝中酵素的濃度，或者肝上是否有長東西……等等，要到黑盒子裡面去找資料來做為肝的現況診斷。只是在旁邊觀察是否容易疲累，進而看手及手指的色澤、型態是否健康。

尤其是指甲，有凸起或凹陷，甚至變黑、變色，手指關節變形，都表示肝的代謝、解毒功能有所不足，而將有害物質堆積在指甲與手指關節等處。對筋上的表現，就是經常酸痛，尤其是膽經，因為肝氣不能充滿筋，造成氧氣不足，容易抽筋。

腎：「主蟄，封藏之本，精之處也」。

腎主管收藏，把好東西留下來，把不好的東西排出去。留下來的好東西收藏在腦髓及骨頭之中，而不好的、不要的，就由大小便排出體外，亦即「腎司二便」。腎為先天之本，主收藏，也執行精、氣、神三寶之收藏功能。

脾：「能化糟粕，轉味而入出者也」。

脾可吸收食物的營養，轉化為各個器官、組織可使用之能量。由嘴唇的色澤、皮相可觀察其健康，也表現在身體的肌肉之上，因此吸收好的人容易胖些。

肺：「氣之本，魄之處也」。

肺是魄的來源。魄與神有些相似，但又不盡相同。魄在中華文化中指的是一些情緒的反應能力，例如喜、怒、哀、懼、愛、慾、惡（七魄）這一類的表現。如果心不健康，表現的是基本行為能力或性情改變；而肺不健康，則是喜怒、愛慾這些情緒不能正常表現，或是顯得呆滯，不太會表達情緒。由皮膚與其上之毛可以觀察到健康狀況。

以上我們分析了這麼多，並不是認為《內經》對於五臟的功能說明，藉由體表及行為等外在可以觀察到的變化，都是正確的。而是強調這個黑盒子的分析方式，只看黑盒子的表面外觀，以及黑盒子在行為上的表現，我們還是可以做很多分析及診斷，也能對黑盒子的內部有些了解。

PART

2

肺是打氣機 人體器官是多個獨立魚池

想像動脈是送水進入魚池的管子，靜脈是將水由魚池排放出來的通管，腸胃是餵食工具，肺是打氣機。人體身上各個器官是多個獨立魚池，在水中養著各種不同的魚（細胞），魚的呼吸、吃食、拉屎都在池水中進行。淨化差了，魚池水濁度也反映著我們的氣色身形。

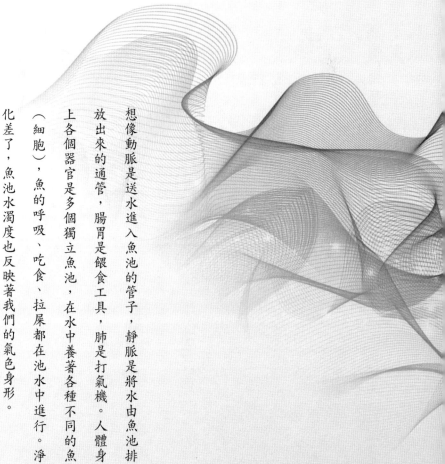

4 身體缺氧的因應做法

身體在能量與氧氣都充足時，以化學能，以ATP分子或PC分子的方式，將能量儲存起來，以備以後之用。這在中醫黑盒子的觀察中，就提出了「身輕」來表述相同的生理狀態。

缺氧時的救急措施

身體在供氧不足的情況下，第一步是先使用身上儲備的那些化學能，而等到儲蓄用完了，仍沒有足夠的氧氣，又將如何救急？

在有葡萄糖、缺乏氧氣的情況之下，身體的救急管道是——直接將葡萄糖分解為兩個乳酸，以擠出兩個ATP。

為什麼說這是救急呢？

因為乳酸並不是正常的新陳代謝中間產物，在人體聚集多了會中毒。而一旦氧氣來了，乳酸還是要回頭，吸收兩個ATP的能量，變回葡萄糖，才能再參加正常的代謝，進而分解為二氧化碳與水。

不能「身輕」的元兇

所以乳酸聚集是身體不能「身輕」的元兇之一，此時身體不再有儲存的能量，反而有了「負債」。

而不能「身輕」另一元兇，則是二氧化碳無法順利運送到肺，進而排出體外，使組織開始酸化漲水，逐漸形成水腫。

如前述，乳酸在體內是不能大量堆積的，救急之後，總是會再合成為葡萄糖。但是二氧化碳就不一樣了，二氧化碳可以在身體中大量儲存，這個過程在《水的漫舞》一書中已有許多說明。

二氧化碳是身體產生能量的最終廢棄物，一定要回歸自然，也就是由身體內排出，回到大氣中，再經由植物光合作用，利用太陽的能量，還原為葡萄糖與氧。這就是「碳」與「氧」在自然界中之輪迴，重複生生滅滅的過程。

酸水堆積攸關老化

當我們老化時，身體中首先退化的是陽經，也就是共振頻較高之腑（請參看《以脈為師》），而在身體的部位就是脖子（請參看《以頸為鑰》），但若由能量供應的角度來看，就是二氧化碳排不出去！

在《水的漫舞》書中，介紹了二氧化碳如果排不出去，身體要如何包裝這些「垃圾酸水」，加速由皮膚的汗或尿液幫忙排出體外。

這裡我們要更進一步討論，這些「垃圾酸水」在身體如何反應。了解這些「垃圾酸水」堆積過程，讓我們如何邁向老化？而這個老化的過程，在中醫「黑盒子」的系統中，是如何觀察，又是如何描述的。

5 二氧化碳是麻煩製造者

過去我在《水的漫舞》書中曾指出，處理「垃圾酸水」的主要手段，就是用脂肪把酸水打包起來，塞在身體不太需要運動的位置，於是往往肚皮下、脖子下巴、上手臂、大腿……等處就成為首選。

因此，我們常會發現到，在一個人變老公公或老太婆時，體型常會變成肚大腰圓、雙下巴、蝴蝶袖、粗大腿，再加上一個圓嘟嘟的臉，全身就像吹氣球一樣，整個都是圓滾滾的。

以上所談的是二氧化碳不能充分排出之後，最明顯的補救方式，及其所引起的身形改變。這幾乎就是一般人老化時，標準的體型變化，也是我們比較一個中年婦人的身形與一個妙齡少女的身材，所得到的強烈對比。

堆積出圓胖的體型

這個變化在女性更年期之後特別明顯，也突出了女性荷爾蒙在血液循環上的重大影響。

邁入更年期後，女性荷爾蒙分泌大量減少，血管彈性降低，血液也變得比較不易流動，造成血液循環變差，氧氣供應效率下降，二氧化碳排除不順，存在體內，因此導致許多婦女身材變得圓滾滾的。

到此為止，我們只探討了二氧化碳在體內排不出去時，只好堆積儲存在體內的方式。而二氧化碳與水結合後，成為碳酸根（CO_3^{2-}）與水合氫離子（H_3O^+），在體內是個麻煩製造者。

酸水氾濫的生理影響

將酸水打包起來，是身體有次序的、規則性的處理這些垃圾，而那些零星的、四處產生的、一時來不及處理的酸水，更是體內的大麻煩，這些自由基及酸根會與任何可以結合的離子起化學作用。

最嚴重的是，與基因的基底結構結合，引起基因的錯誤，甚至突變，而這就能形成癌症。

一般的生理機能，這些垃圾也有可能介入干擾，少則降低效率，造成退化；大則產生錯誤，導致生病。

當二氧化碳在人體內任何一個小區塊無法順利排去，就會生成水合氫離子（H_3O^+）與碳酸氫根（HCO_3^-）。

這些突發性升高的酸根與碳酸氫根在身體中流竄，遇到了可以中和的離子或分子，就會產生化學作用。

遵守電性的平衡

在任何化學反應或物理擴散的原則中，最重要的是電性的中和。每個正離子附近一定要有個負離子，因為電磁力是在一般化學、物理反應中最大的力量。

電性的平衡，即使在身體中一個小小的空間都必須遵守。只有細胞膜的兩邊，或類似的結構，因為有很巨大的電容，才能將正負電分開存在膜的兩邊。而在一個電荷可自由流動的空間中，即使是很少的空間，電性都是中性的。

這些酸根及碳酸氫根，在身體的各個組織之中，會製造什麼混亂？在正式進入討論之前，我們先來了解一下酸根。

6 調節體內酸鹼平衡的機制

電性的平衡在身體中是一定要遵守的；而另一個非常重要的平衡，就是酸鹼度的平衡。

幾乎所有在溶液中的分子，當酸鹼度改變時，都會加上酸根，或失去酸根，而改變其化學性質。若要維持生理及生化功能，身體的體液，也就是所有細胞外的液體，包含血液，各種體液都要在一個小範圍的酸鹼值之中。

除非是像汗水、尿液等，這些要排出體外的液體，已經和體內的細胞外液體隔絕，所以其酸鹼度已不再重要，不會影響身體中生理與生化之反應。

反而是身體利用這些排出體外的液體來幫助平衡，以維持體內細胞外液體酸鹼度的平衡。如果身體內的液體太酸，就由汗水和尿液把多餘的酸排到體外。

酸鹼平衡緩衝機制

在體內穩定酸鹼度，主要依靠的是「碳酸系統」與「磷酸系統」。「碳酸系統」與細胞代謝以產生能量連結，產生能量的同時也產出二氧化碳，而二氧化碳又可經由呼吸，由肺臟排出體外，可以穩定調節體內酸鹼度。「磷酸系統」則與身體能量的儲存、轉化有密切關係，這在前面第二章已討論過，不再贅述。

這兩個系統都是體內應用最廣的二價酸與三價酸，也就是帶有兩個或三個酸根，特別適合用來做為緩衝劑。因為兩個或三個氫離子，可以一個一個的釋出、解離，用來調整氫離子濃度，也就是PH值（酸鹼值）。

身體中最重要的酸鹼調節機制，是由碳酸的緩衝液所主導，但是碳酸系統的酸鹼度調節，有一個非常重要的環節，那就是多餘的二氧化碳，可以經由呼吸系統，由肺排出。因此在一般的生理狀態下，總是認為身體有能力將多餘的二氧化碳排出體外。

氮元素的排出

要維持身體的穩定成長，碳水化合物、脂肪、蛋白質是主要的營養成分。其中H（氫原子）氧化後變成水（H_2O）是最容易處理的；碳則氧化為二氧化碳（CO_2），也可由呼吸系統將之排出；蛋白質分解為氨基酸，除了部分由身體重組為蛋白質，以構築身體之新組織，多餘的氨基酸就代謝為二氧化碳和水，而最麻煩的是氨基（NH_2^-）。

在我們所排出的尿液中，很重要的成分就是尿素，這是身體排出多餘氨基的主要途徑，每一個分子的尿素排出，就帶走兩個氨基。

啟動直接排酸機制

身體在處理酸根過多時，也像處理其他廢料一樣，必須將之排出體外。

但酸根帶正電，又是酸性，如果直接把鹽酸（HCl）——體內最多的強酸，排出體外，雖然鹽酸電性是中和的，但是PH值接近1，而這是由蛋白質、脂肪等成分構成的身體組織無法承受的，因為會溶化了身體組織。

因此，我們就演化了將氨基與鹽酸一起排出身體的機制。當鹽酸與氨結合，$NH_3+HCl \leftrightarrow NH_4Cl$，可將純鹽酸之PH值1，提升到4至5之間，如此一來，不僅排出了酸，也排出了氨基，可謂一舉兩得。

這個將酸與氨基一起排出體外的工作，在腎臟和汗腺中都會進行。而在汗腺進行時，可以視局部酸化情況，排去更多的酸汗，內含氯化氨。

前面我們介紹了二氧化碳由呼吸排出不足時，身體如何啟動直接排酸機制，排除由二氧化碳或任何酸性物質產生之酸根。

也由此得知，**造成我們體質、血液酸化的罪魁禍首，其實是大量在身體堆積、排不出去的二氧化碳**。至於其他飲食造成的體液酸鹼度變化，則是比較小的影響，在後面我們還會討論到。

7 多餘碳酸氫根的處理方式

碳酸氫根（HCO_3^-）在身體中是緩衝系統的核心成員，是生理上必要的成分。一般而言，身體是捨不得排出體外的。正常管道是由呼吸系統將二氧化碳排出，使碳酸氫根與酸根都可自然而然降低濃度，讓身體細胞外的體液達到酸鹼平衡。

當二氧化碳遇到水分子

在二氧化碳過多的組織中，如果一時之間排不出去，總是要先與水結合為碳酸

（H_2CO_3），否則二氧化碳會在組織中及附近到處亂竄，不知會跑到哪裡去，一直要到遇見水分子，才能結合為碳酸，並穩定在當地，不再在附近亂跑。

也就是說，在二氧化碳排不出去的地方，體液中又充滿了碳酸，$H_2O + CO_2 \leftrightarrow H_2CO_3$，此時$CO_2$濃度已經是飽和了，二氧化碳就會以氣體的狀態存在，並在附近遊蕩，直到遇到新的水源，再結合成碳酸，才能安定下來。

人體供血系統知多少

體內的二氧化碳如果排不出去，而留在組織中遊走，可能會造成哪些危害？這是當代生理學尚未研究過的問題。

此外，當代生理學對於血液的供應也是一知半解，總是以為只要心臟在跳，血管也沒有阻塞，那麼血液就可以充分供應到每個器官與組織。這也就是「流量理論的血液循環觀」——血液由心臟的幫浦打出之後，就會沿著血管，流到各個組織與器官。

其實即使是家用自來水的供給，不論是水壓不足，或供水量不夠，都可能造成末端用戶的缺水現象，更何況人體內供血系統的管線，比起自來水供應管線要複雜太多了，而相較之下所提供的壓力也太小了（心臟只有約1.2Watt的功率）。

當代生理學不止對供血了解很少，對於肺功能的輸送氧氣，以及排除二氧化碳的效率，同樣都是一知半解。

一直到現在，動脈中氧含量都沒有定量的工具。目前醫療院所使用的脈衝式血氧濃度器，只能做血中氧含量之定性測量，用來觀察病患的血氧濃度，並在血氧濃度急速下降時發出命危通知。

要研究血中氧含量，至今還沒有有效的儀器，更不要說「研究一個器官的含氧量」，甚至是「研究一小塊組織中的含氧量」了。

8

用養魚池概念比擬人體

為了幫助大家更深刻了解細胞間溶液之於身體健康的重要性，我們可以用許多個養魚池的概念或想法來比擬人的身體：

動脈是送水進入魚池的管子；

靜脈是將水由魚池排放出來的通管；

餵食的工具是腸胃，而打氣的工具是肺。

人體身上各個器官是多個獨立的魚池，養著各種不同的魚。

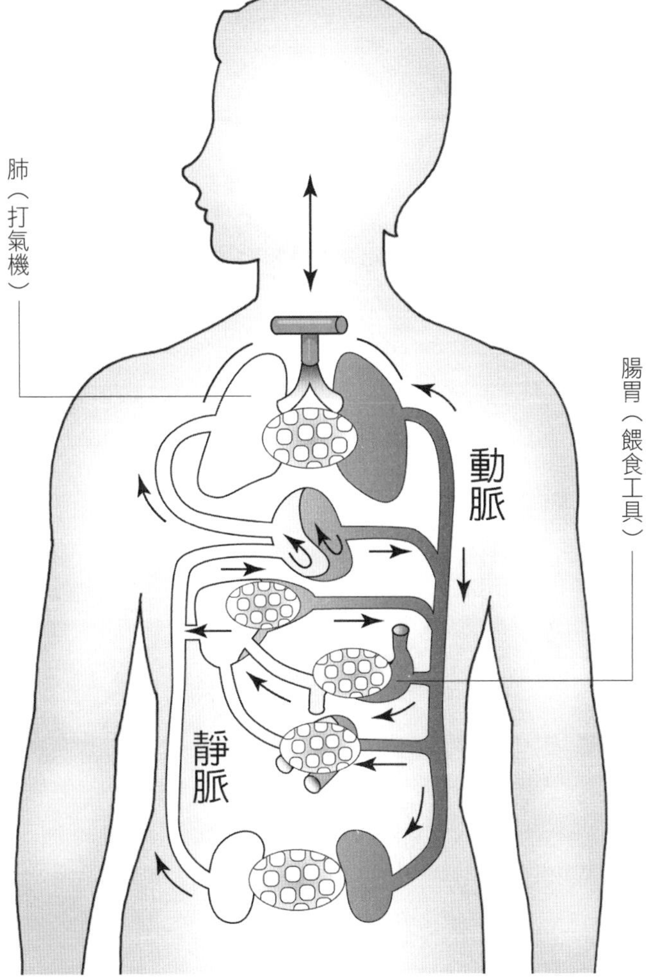

人體內魚池分布示意圖

在魚池的水中養著的魚，真正接觸的是魚身體附近的水。不論氧氣、營養或廢料，都是這些水的內含物，與魚做直接的接觸。魚的呼吸、吃食、拉屎……等等，都在魚身體附近的水中進行。

如果把魚換成細胞，把魚池換成組織或器官，這就更加相像了。

「魚池說」與演化過程相符

動脈是送水進入各個魚池（器官）的管道；而靜脈則是將魚池（器官）中廢水帶走的管道。

廢水集結之後，由一些過濾的裝置，將池中的廢水過濾，把濃縮的廢物由水溝排出去，而大部分濾出雜物後的清水（或體液），又經過循環系統流回了魚池。在身體中，這過濾的功能在腎臟，濾出來的髒水就是小便。

我們在健康檢查時總是會檢查小便，檢查靜脈血液，其實這只是過濾出來的髒水（尿液），與由各個魚池中流出之水的匯總（靜脈血）。由這兩個管道，我們可以了解各個魚池中、水質中的有毒物質和廢料等，總是在混合稀釋之後，有機會透過仔細的分析看到。

魚池水的大哉問

這個靜脈血與尿液分析，只是各個魚池水匯結以後的總結果。至於每個魚池中的水質呢？目前我們還沒有能力直接去量測。

而這些魚池水中究竟是如何變化？如何產生廢物、毒物，進而產生什麼病變？至今也沒有多少研究。

我們由驗血、驗尿看到的，應是比較嚴重的池水混濁，汙染產生病變了一段時間，而魚（細胞）死了、魚（細胞）臭了、分解了，產生許多廢物，經過靜脈的輸送，由尿液中擠出，這才在健康檢查的項目中顯現出來。

其實，中醫的脈診多少可補足這方面的不足，可以看到各魚池中魚與水的一些物理性質。但在原來各個分別魚池中的水質又是如何呢？這是大家都想知道而無法回答的問題。

所以，下章就讓我們試著對各個魚池（器官）中的水做些猜想。

9

細胞內外也有運送控制機制

細胞間質的成分，主要是鈉離子和鈣離子，而以二價碳酸為緩衝溶液。也就是說魚池中的水，主要成分就是相同的成分。

如果過多的二氧化碳無法由此間質中送走，會發生些什麼現象？

二氧化碳是身體體液（不論動脈血、靜脈血或細胞間質液體）主要緩衝溶液的核心成分。

細胞間質的成分與血清十分相似；而細胞內的成分則完全不同，主要是鉀離子和鎂離子，而以三價磷酸為緩衝溶液。

細胞內的水分約佔身體四成重量，而細胞間質則佔了略少於二成的重量，再加上略少於一成重量的水在動靜脈的血清之中，這就是身體中百分之七十水分的主要分布狀況。當然其他還有在口水、尿液……等較小且會快速變化的空間分布。

調控人體重要功能關鍵因子——鈣

在細胞內及細胞外這兩個空間中，鉀離子主要是在細胞內，而鈉離子主要在細胞外，這是細胞膜電壓和許多營養成分，由細胞外運送到細胞內，或細胞產生之廢物，由細胞內送到細胞外的主要控制機制。

細胞內鎂離子多，以磷酸做為酸鹼平衡液；細胞外鈣離子較多，則以碳酸做為酸鹼平衡液。

非常有趣的是，鈣是人體內控制許多機能的關鍵離子，目前我們已經知道骨骼與牙齒是身體儲存鈣的大本營，尤其是骨骼，儲存了身體百分之九十以上的鈣，這些鈣一方面維持骨骼的健康，也是調節體內其他各種重要功能的保證，而鈣的大量儲備也證明其在身體調控功能上的重要地位。

鈣離子的功能

鈣在身體上究竟有多少功能，至今仍在陸續發現之中。這裡我們只就現有知識做一些介紹：

❶在血管表皮細胞作用，維持血管彈性，並處在較舒緩的狀態，以穩定血壓。

❷釋出絕大多數內分泌，也就是各種激素或荷爾蒙的分泌及反應，以做為細胞間溝通信息之信差。

❸釋放神經傳導物質，是腦子做計算、分析與決策的主要工具，以維持正常之腦功能。

❹控制凝血功能。

❺活化酵素。

❻活化免疫細胞。以抗原（病原）將免疫T細胞活化，並認清特定病原之特徵。

❼幫助肌肉收縮，包含心肌，以決定送血能力、運動能力與運動範圍。

❽幫助胰島素打開葡萄糖進入細胞的孔道。

❾幫助精子進入卵子，以促成受孕。

……

細胞內外的鈣含量

在細胞內的鈣離子濃度大約在100nm，也就是100×10^{-9}M，這是非常之少的，而細胞外的鈣離子濃度是一萬二千倍左右，也就是1.2MM（1.2×10^{-3}M）。

為什麼在細胞內鈣的含量微乎其微呢？

其實正因為鈣是控制許多機能的關鍵因子，它在細胞內的含量反而必須很低，否則鈣要用來控制上述各種功能，就必須用更高的濃度來達成任務。如此一來，細胞中就得準備更大量的鈣離子，豈不是一直在降低鈣對控制這些功能的靈敏度及靈活度。

前面我們細數了這麼多關於鈣的功能，也難怪現代人個個都想吃鈣片或高鈣食物了。而如果鈣在身體的儲量是足夠且有餘的，現代人又怎會缺鈣呢？

高鈣食物表

食物	含量
榛果 hazelnuts	114mg
帕瑪森起司 parmesan（cheese）	1140mg
杏仁果 almonds	234mg
切達起司 Cheddar cheese	720mg
奶粉 milk powder	909mg
瑞可塔 義大利鄉村軟酪 ricotta（skimmed milk cheese）	90mg
脫脂牛乳 nonfat cow milk	122mg
芝麻醬 tahini paste	427mg
全脂優酪乳 plain whole-milk yogurt	121mg
芝麻 sesame seeds（unhulled）	125mg

※每百公克食物中鈣的含量（mg=毫克）

柳橙 orange 40mg	豌豆 pigeon peas 62.7mg	母乳 human milk 33mg
白飯 rice 19mg	鷹嘴豆（雪蓮子） chickpeas 53.1mg	糖蜜 molasses 273mg
鱒魚 trout 19mg	小麥胚芽 wheat germs 72mg	黑糖 brown sugar 85mg
牛肉 beef 12mg	水煮蛋 eggs, boiled 50mg	蜂蜜 honey 5mg
鱈魚 cod 11mg	麵粉 flour 41mg	扁豆 lentils 79mg

PART

— 3 —

鈣的迷思
補鈣不是保健萬靈丹

「鈣」，是控制許多身體機能的關鍵因子，骨骼與牙齒是體內儲存鈣的大本營，但細胞內鈣的含量卻微乎其微，原因牽涉到鈣離子的功能發揮。既然鈣在身體儲量這麼大，怎麼會缺鈣？那些消失的鈣是用到哪裡去？缺鈣催人老，大家流行吃鈣、補鈣，效果真的好嗎？

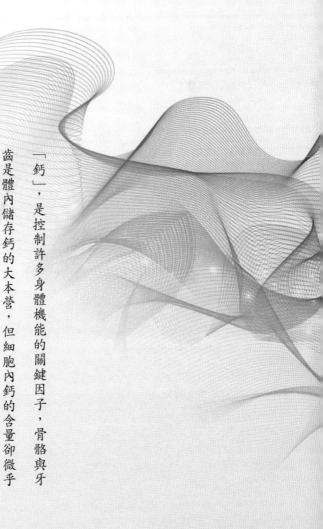

10 鈣的消耗與濕的堆積

大家都在補鈣，有沒有人想過，既然鈣在身體的儲量這麼大，怎麼會缺鈣呢？「骨質疏鬆」這幾個字，是老年人最常聽到、也最害怕聽到的。因為這個健康狀態的背後，代表了很多狀況！

在《水的漫舞》書中，我曾經跟大家談到身體對抗二氧化碳產生酸水的巧妙設計——從汗排走，或是包裹起來。但是如果二氧化碳的量多到只靠包裹酸水仍然不足以應付時，身體又該怎麼辦？

此時，生理上就會動用鈣來中和二氧化碳。

鈣如何中和二氧化碳

碳酸鈣（$CaCO_3$）是固體，它的溶解度非常低，而在骨骼之中，鈣多以磷酸鹽及碳酸鈣的形式，形成骨骼，並增加支撐力。

如果體內二氧化碳太多，就會先形成碳酸，然後與碳酸鈣結合，而形成碳酸氫鈣，$CaCO_3 + H_2CO_3 \rightarrow Ca(HCO_3)_2$，這時就可以進一步吸收碳酸（$H_2CO_3$）。但是碳酸氫鈣不再是呈固體狀、溶解度很低，而是變成液體，溶解度很高。這就是我們體內的鈣中和二氧化碳的過程。

骨骼的溶解

骨骼的溶解或生長，是由荷爾蒙來調控，但在血液或細胞間質液（細胞間液）過度酸化的情形之下，骨骼將會被迫溶解，釋出碳酸鈣。此現象在培養液中的骨頭也會發生，就是最明確的證明。

但是究竟碳酸鈣是如何由骨頭中被多餘的碳酸溶解出來？很可能是碳酸先將骨骼四周的碳酸鈣溶解，造成骨骼的核心結構變得鬆散（骨質疏鬆），並逐步放出更多鈣離子，終於導致骨骼的空洞化。

這個緩慢的過程，就像蠶食鯨吞般，將身體這麼巨大的骨骼結構漸漸掏空，是身體老化的標準過程。

而這與我由《水的漫舞》開始提出的「酸水集聚」或「濕的堆積」是一樣的意思。只是在這本書中，把身體除濕、防潮的大本營——骨骼，也一起介紹進來，讓我們將濕與鈣聯繫起來，因為大家對缺鈣都已有很深的認識。

一旦我們將「濕的堆積」與「鈣的消耗」連接起來，自然而然的就能夠進一步了解什麼是濕了。

同時也由《水的漫舞》開始，我們一步一步的討論，身體是怎麼維持酸鹼度平衡，以及如何維護局部能量的供應。

在這裡利用一點篇幅，我們再稍微做些整理：

❶在平時，身體局部會儲存大量的ATP與PC，以備不時之需。

❷儲備的ATP與PC一旦用完，就以一些分子的無氧代謝來救急，而最常用的是葡萄糖分解為兩個乳酸。

❸不論是乳酸或來不及排出的二氧化碳，都會造成身體酸化。這是身體要盡全力避免的，以免影響所有新陳代謝「遲緩」，進而停滯。

下面我們將繼續討論，在二氧化碳無法充分由肺排出之後，身體的各種補償方式。

11 濕是老化的開始

生理學的教材總是說：「血中二氧化碳濃度增高，會刺激呼吸次數及深度。」因此，以加強氧氣與二氧化碳交換，將二氧化碳濃度回歸到合理範圍，維持血液及體液呈中性略偏鹼性。

但人的老化，最明顯又不斷堆積的，就是二氧化碳排不出去。其主要原因是肺的功能退化，以及不能呼吸足夠的氧氣，所以沒有能力將多餘的二氧化碳完全排出去。

其實這就是中醫所謂「濕」的堆積，也是我們老化的開始，接著就一步步的讓我們逐漸衰弱、走向死亡。

中西醫對濕的觀察

中醫由外觀可見的變化來定義出「濕」，這個定義與老化息息相關，但是中醫並不知道濕的發展過程。

而西方生理學對於二氧化碳如何排出、中和，做了很多的研究，卻很少將整個過程與老化連接起來，在枝枝節節的分析中，整個過程片片斷斷的，也就很難看清楚故事的來龍去脈，以及與老化是如何關連的。

歸結起來，中醫的角度是整體的，而且是以表面的觀察為主，並不知道二氧化碳，也不知道鈣、骨骼溶解……等等。

中醫只抓住一個指標「濕」，濕的堆積也就成為追蹤的唯一對象，因此中醫很快就知道，「濕」的起因為肺氣不足，也就是宗氣不足、肺功能不足；而西醫所發現到的那些細節，也都是非常重要的，它們補足了中醫所謂濕的堆積中各種生理變化。

至於西醫的問題，則是知道許多細節卻無法連貫起來。

從事科學研究的人都很清楚，分別做細節研究是容易的，只要抓住一個環節，就能把研究做得很細，完美無缺，輕易就能證明一個點、一個環節。

但是幾十個點、幾百個點如何串成線？

幾十條線、幾百條線又如何串成面？

同樣的，如何將許多面再連結成體？

在十二經絡的系統中，相當於有2^{12}種變化，也就是把身體視為十二度空間在觀察。描述身體的狀況，也是以十二度空間的方式在描述。

中醫這個古老的數位診斷，如果善用十二經絡的特徵，開發更多指標性、特徵值，其鑑別力是非常強大的。只是我們才剛摸索到了大門口，還沒進入換鞋子的玄關，而這是多大的房子，有幾間、幾層樓，有沒有地下室、院子……，就等著大家去一一探索了。

老化表象的浮現

我們**由濕的堆積看老化原因，就是氧氣供應不足，肺功能不彰（宗氣不足）**，因而引起逐步老化的過程。

在前面我們討論了其中逐步的改變，到了二氧化碳堆積在身體已接近飽和，此時骨骼中的鈣大量釋出，吃進去的鈣已經無法再增加吸收二氧化碳，這時真正的老化表象就很清淅了。

□運動速度緩慢，走路變慢，步伐變小。

□記憶衰退，思考能力退化。

當體內的二氧化碳滿到排不出去，魚池水混濁不清，開始浮現老化表象時，從走路速度和記憶、反應變慢，是最明顯又可由旁觀察到的變化。

其他常見的老化現象，像是失眠、手腳無力、骨質疏鬆、消化不良、容易便秘、皮膚粗糙、眼睛失神、新陳代謝變差、內分泌失調、免疫力降低……等等，也都會一併而來。

12

老化現象如雨後春筍

當我們體內二氧化碳無法代謝，流竄各地時，會發生什麼事情呢？

通常細胞內是磷酸最多，而細胞外間質液則以碳酸最多，但是如果二氧化碳過多的時候，細胞間液（或稱間質夜）中的鈣也全被飽和了，二氧化碳就會呈現氣體形態存在。

二氧化碳的氣體如果不能在血液或細胞外間隙中固定住，也就是所有的鈣和碳酸都已經被二氧化碳飽和，只能直接以氣體形態存在於身體中，此時我們的麻煩就大了！

鈣被中途攔截

為什麼說二氧化碳氣體亂竄會有大麻煩？

因為細胞大多數控管機制，都是經由鈣離子來進行管控。

也因為二氧化碳在血液及細胞間隙已經飽和，這些多餘的二氧化碳就會由細胞間液四處流竄，進到細胞內。

前面我們提到過，細胞內鈣離子含量非常低，不到細胞外的一萬分之一。當這些鈣離子遇到二氧化碳，溶在水中變成碳酸，立刻被碳酸根或碳酸氫根抓住，就會失去離子鈣原有傳遞信息的功能。

而當鈣自細胞分泌出來（不論是為了神經傳導、肌肉收縮、血管彈性或荷爾蒙分泌等），在尚未開始產生作用前，就被二氧化碳中途攔截，化合為碳酸鈣，等於就不具備離子鈣的功能了。

由於鈣在作用之前就被攔截了，使得肌肉收縮無力，走路步履蹣跚、邁不開大步，感覺手腳無力，更別說是快步或跑步了。而對於神經傳導的干擾，則是造成思緒不清、頭腦不明、記憶減退，所以才會說老化現象就像雨後春筍，幾乎都在同時間冒出來。

老化不易由血液檢查

在身體中，整個循環系統分成兩個體系：體循環與肺循環。

「**體循環**」，就是我們一般熟知的循環系統，是從心臟的左心室，送血到身體每個器官、每個穴道。也就是《內經》所謂的「眼睛受血才看得見，耳朵受血才聽得見……」。身體每個位置、每個組織、每個細胞都要由這部分的血送到，把氧氣、營養提供給每個組織、每個細胞。

同時也把這些組織及細胞的廢棄物與二氧化碳帶走。這些廢棄物及二氧化碳先存放在細胞間質液之中，再滲入靜脈或淋巴帶回右心房來。

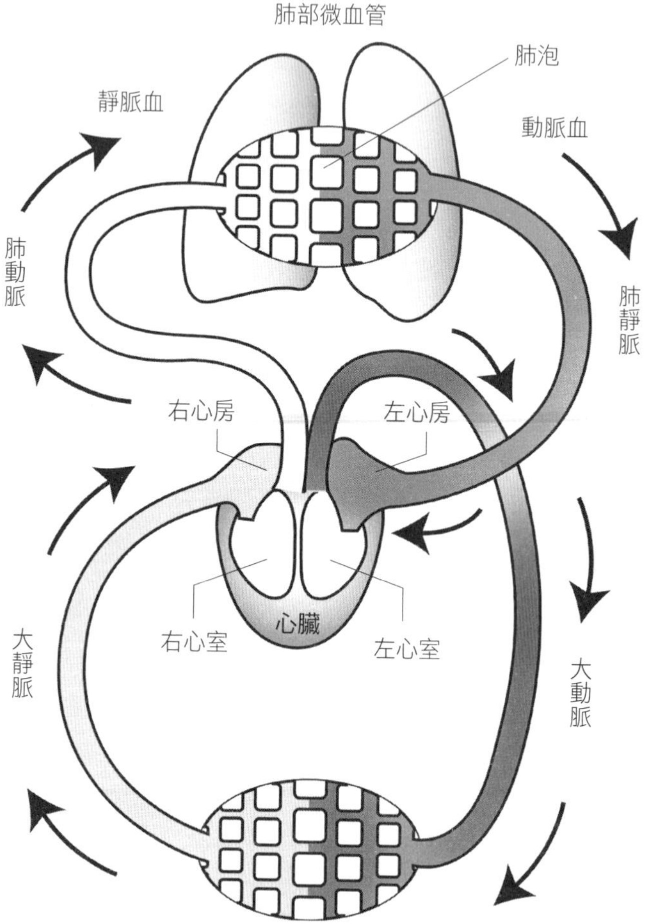

體循環	左心室→大動脈→全身細胞組織微血管→大靜脈→右心房
肺循環	右心室→肺動脈→肺部微血管→肺靜脈→左心房

體循環與肺循環路徑

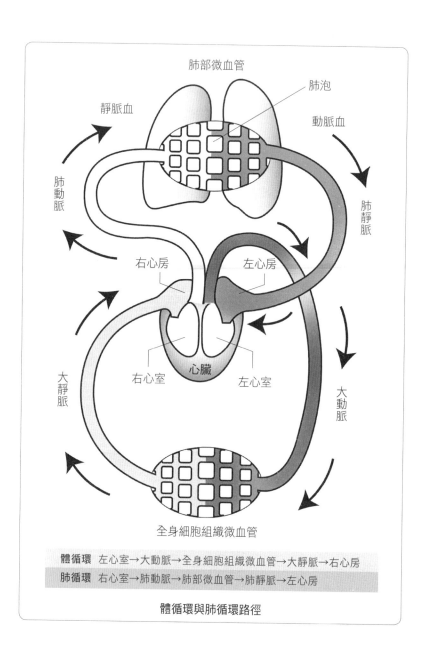

廢棄物及二氧化碳排不掉，首當其衝的是這些細胞間質液酸化，充滿垃圾。但是在一般的血液或尿液檢查，都無法檢測出，要到了大面積、大體積的細胞間質液都不正常了，才有機會被檢出。

「**肺循環**」是另一個循環系統，由右心室將血送到肺，這些血經過肺泡，釋出二氧化碳，吸收氧氣，而活化後的紅血球再隨著肺靜脈流回左心房。

以上過程在《氣血的旋律》書中已做詳細分析。這裡我們要加強說明，在肺部有兩個循環迴路同時存在，一個是由左心室送出來的體循環，一個是右心室送出來的肺循環。**體循環送到肺的部分，只是整個體循環的一小部分；而肺循環則是右心室的主要，也是唯一的部分。**

13 體循環與肺循環之平衡

當體循環、肺循環在肺泡中交會時，就有壓力平衡的問題，也就是在兩個循環送進來的壓力之間取得平衡。

而且血液在全身流動，多餘的血幾乎都儲存在靜脈，動脈中（包含體循環及肺循環）沒有什麼空間可以儲存大量動脈血，所以由右心室打出的血，與左心室打出的血，幾乎在一個時間來看，兩者的總量一定要相等，才不會在肺造成血液堆積或血液不足。

相同地，在肺泡的位置，如果左心室與右心室送進來的血液，壓力不能平衡，則會造成滲透壓之不平衡，引發肺積水等嚴重疾病。

地心引力是平衡變數

然後動物演化到了有三焦經，也同時站立起來，就又多了地心引力這個變數進來。

地心引力把一切東西往下拉，也就是往地球表面拉。當人站立起來時，血往下行，本就是在細微控制下，才能達成平衡的肺部血循環，此時又多加了一個變數，肺部在心臟以上的高度，使得這個部分更容易缺血。

本來由左心室與右心室送過來的血壓，在肺泡中平衡，左、右心室的輸送血量也要隨時保持一致，在這兩個要求之下，總是較大壓力一方將壓力減低，而較有力送血的一方減少送血流量，才能保持肺中血壓及血流的穩定平衡。

這個平衡是往較弱的一方去遷就，難免容易造成血壓不足、血流量不夠，這是肺循環不可避免的困境。

如果再加上地心引力，將血往下拉，本就不足夠的血壓、血流又被地心引力影響，向身體（尤其是肺部的下面）拉下去，於是肺的上半部，或肺上部三分之一，就無法充滿血液。自然而然的，這些部位在站立、跑步、走路或坐著時，只要上身是立著，就會有部分血液流灌不週之處。

而肺上半部血液或有或無的現象，嚴重影響的不僅是氧氣與二氧化碳的交換。由於體循環與肺循環的配合，也一樣要降低壓力與血液流量，因此在地心引力的影響之下，同樣會造成缺血與缺氧的現象，也嚴重影響這個部位本身的健康。

站立造成傷害

其實這就跟脖子一樣，在演化的過程中，也因為站立，而造成新的問題。

由低等動物演化到人的站立，這個站立是最近、最後才發生的，過去千萬上億年都沒有站立，直到幾十萬、近百萬年，我們人類才站了起來。

肺上部缺血、缺氧，就像脖子一樣，因為直立，無法穩固的定在身體上方，因而造成各種傷害，併發或產生疾病（請參看《以脈為師》、《以頸為鑰》）。

因為站立，這部分肺部在心臟較高的位置，對左、右心室而言，都需要額外能量來克服地心引力。尤其對於左心室來說，這部分的循環要先經過主升動脈、主動脈才能到達此處，而此處又是在肺的最高部位，要與右心室送來的血在血壓上達到平衡，在各種條件上更是嚴苛。

肺上部容易藏汙納垢

肺上部的供血，在站立或坐著時，就常常是忽有忽無、斷斷續續的。尤其是在受到撞擊、敲打後，甚至有一些小的外傷，都可能會對肺部造成傷害，而且這些傷害將更不容易恢復。

所以也就難怪各種肺部或乳房病變，最容易發生在肺上部兩側位置。而且因為站立關係，使肺上部不易打開，平時就有很多廢氣躲在這裡，呼不出又沒有用處，徒佔空間，藏汙納垢。

這個肺的上半部位，在躺下時，比較容易讓血液流進來。所以在睡眠時，這個部位不僅血循環容易進來，而且也容易壓力平衡，因為一切都躺平了，地心引力不再有作用。

睡眠時的呼吸救援

在正常睡眠時，人的呼吸較淺，氧氣吸收及二氧化碳的排出，都進入減緩或休息的狀態。此時身體新陳代謝也降低，大部分的人睡覺時呼吸量減少，就由功能恢復正常的肺上部來補足。

肺的上部，平時供血與吸入空氣都是時有時無的狀態，而在睡覺時平躺，得以順利供血，正好解決入睡後呼吸量減少，可能造成供氧不足的問題。

但如果肺上部已經受傷或有瘀集（不論是瘀血或瘀痰），在我們躺下時，本來要依靠這個部分——站立時無法使用的肺部空間，補救睡眠時呼吸量之不足，而因為此處肌肉受傷、有瘀，就沒有能力執行這項救援工作，只能改以增加有效的肺部活化範圍來補救呼吸深度變淺。

現代人失眠主因——肺虛

「**肺虛**」，現代人失眠的主因，主要是由肺上部結節受傷、有瘀等原因造成。

在演化過程中，因為站立，我們付出了脖子容易歪、肺上部容易受損的代價，而這兩個重大缺陷幾乎是現代病症主要原因。

但是換來一個有趣的特點——「人生病時，臥床休息是一帖良藥」。

所以感冒時，醫生總是要我們多躺著、多喝水。

不僅是感冒、或傷寒、或瀉肚子、或其他疾病，愈是沒有特效藥的，醫生愈會叫你多臥床休息，一則脖子可以擺平，衛氣（抵抗力）比較能夠恢復，二則肺上部的無效空間也變成有效了，如此一來，可以大大增加氧氣的供應。

抵抗力增加了，氧氣供應又增加，即使不額外人工增加氧氣供應，身體自然就提供了兩大妙藥。但這在非兩腳站立之動物，可不是一體適用的。

14 肺是體內排碳最重要管道

在身體中酸與鹼的平衡，二氧化碳居於絕對主導地位，每天二十四小時之中，由氨基酸或葡萄糖無氧代謝產生的水合氫離子（H_3O^+）約為40∼80 mmol，而由二氧化碳產生的酸根則達15000 mmol，為其他各種因素總和約一百五十倍以上。

所以一些食物會產生酸性或鹼性，都只是說著好玩的，身體酸鹼平衡的頭號大玩家就是——二氧化碳。

身體酸鹼平衡的第一要務，就是將正常身體能量供應時氧化的醣類、油脂類、氨基酸等，所產生的二氧化碳充分排出體外。

酸鹼度平衡三元素

體內酸鹼度的平衡依靠三個主要元素：❶血液；❷體液（細胞間液）；❸細胞內之液體。其中體液（細胞間液）是以碳酸為基礎的緩衝溶液，而細胞內之液體則是以磷為基礎的緩衝溶液。

通常我們討論人體的酸鹼度，多是討論細胞間液（也就是魚池中的水），尤其是血液中的酸鹼度。而一般想法認為，細胞間液與血液酸鹼度是平衡的。其實這是個過度簡化的想法，我們在前面魚池比喻中已詳細說明。

西方生理學的盲點

在酸鹼平衡中，最重要、也是最大量的管道，就是由肺將二氧化碳排出。但這部分在西方生理及病理學中，卻始終是個盲點。

西方生理學總是教導著，當二氧化碳在血中濃度變高，而血液變酸時，除了嚴重的呼吸阻塞，例如氣喘或氣胸，也可能因腦中風、顱腦外傷、睡眠中止、鎮靜劑或麻醉劑等藥物，以及椎骨受損、胸廓病變等周遭神經原因造成。

這些病變中，西醫對較嚴重的狀況都有掌握。因為西醫是由病變引起的病況來推論病因，因而愈嚴重病變，病況愈明顯，也就愈容易掌握病因。

其中中樞性、神經性肺部病變，以及周遭神經病變、呼吸道阻塞等，都比較容易掌握，西醫對這些也做了許多研究，但是其對二氧化碳之排出體外，在一般老化的情況下如何逐漸退化，就比較少著墨了。

PART

4

肺是關鍵體內減碳計畫的核心

身體中酸與鹼的平衡，二氧化碳是絕對的主導。而在酸鹼平衡中，最重要、也是最大量的管道，是由肺將二氧化碳排出。相較於其他管道的耗能費時、解決A問題卻引來C問題，只要將肺功能發揮好，幾分鐘就能達到酸鹼平衡，效率佳又不擔心副作用。

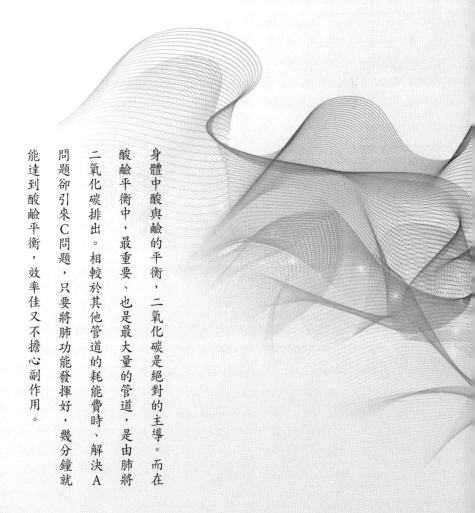

15 腎臟在體液酸鹼平衡的角色

尿液中之酸鹼度約為PH≒4.6，所含氫離子只有0.25mmol/L，如果要由尿液排去30～40mmol的氫離子，就需要一千多公升的尿才行，因此尿液中氫離子濃度比血清中之40mmol/L多了二萬五千倍以上，也就是說透過腎臟排酸，需要用到大量能量，將酸根的濃度提高到二萬五千倍以上。

為了要穩定這麼高的氫離子濃度，腎臟中做了一個巧妙的安排，就是由酵素麩醯胺酸酶（glutaminase）將麩醯胺酸（glutamine）轉換為氨（NH_3）。這個酵素在愈酸的環境中活性愈大，所以在腎臟中血清由鈉—氫交換產生的氫離子（H^+）

愈多，則產生的氨也就愈多，而氨溶於水是弱鹼性，就可中和原來尿液中以鹽酸（HCl）為主的強酸，由PH~0.8-1中和為約PH=4.6之氯化氨（NH_4Cl），降低強酸將身體組織燒壞的風險。

排除多餘酸根要靠腎臟

在尿酸剛形成時，新產生的氨沒有帶電，很容易通過組織，與新生成尿液中的鹽酸中和，產生氯化氨，如此一來，一則將尿液的PH值由1或更小，提升到4.6，使身體組織可以承受，同時也將氫離子緊緊的用氨固定住，留在尿液中，無法再回到血清中去，才可以將相對應的氫離子濃度提高二～三萬倍。

而腎臟在排除身體廢物的同時，也可排酸，將血液向鹼性推；或排碳酸氫根（HCO_3^-），將血液向酸性推。這兩個機制視血液酸鹼度而活化。

一般而言，二氧化碳無法順利的充分由肺排出時，第一個問題就是H^+氫根增加了。前面談過，如果二氧化碳完全排不出去，一天之內就可以產生15000mmol的氫根。如果有1％排不出去，也就是150mmol的酸根了。這比身體中其他酸根來源總和還要多，而要排除這些多餘的酸根就得依靠腎臟了。

腎臟排酸與排除二氧化碳

腎臟排酸必須要用到大量能量，而要排除整個二氧化碳，就得把碳酸氫根（HCO_3^-）也排出體外，才抵得上真正排出一個二氧化碳。

腎臟中的碳酸氫根，是先由血清中排出後（在腎小球中之碳酸氫根與血清中是一樣的），在腎臟小管的邊緣分解，釋出的二氧化碳CO_2又擴散回到細胞內，並與水H_2O結合（由酵素催化），而又回歸為HCO_3^-與H^+。

留下的氫離子H^+與鈉離子Na^+交換（此時因消耗鈉離子，降低了鈉離子濃度，而需要用到能量（ATP）把鈉離子濃度拉回來），因此H^+就與氨NH_3一起以氯化氨

NH_4Cl方式由尿排出。這個排酸的過程是要用能量的。

其實碳酸氫根也並不是完全回收的。在正常人血清PH=7.4時，碳酸氫根是幾乎完全回收的；但如果PH>7.4，也就是偏向鹼性，碳酸氫根的回收就會下降，並且不再由將成為尿液的部分回收，而是直接隨尿液排出體外。

透過這個管道，一些多餘的二氧化碳也可以由腎臟排出體外，但是以這個方式平衡血液酸鹼，可能需要兩天才能將碳酸氫根的濃度改變到一個新的平衡，與肺的呼吸功效只要幾分鐘就能達到平衡，相較起來實在是差太多了。

二氧化碳排不出去怎麼辦？

前面討論了許多血液中酸鹼度的平衡，而二氧化碳如果排不出去，也就是肺的功能有了缺陷，可是十分重大的事件。

因為由腎來排除CO_2，是將H^+與HCO_3^-一起排出，不僅效率低下，而且又消耗能量，這是萬不得已才做的事情。

如果加上腎臟排除二氧化碳的功能，體內還是有太多二氧化碳排不出去，又該如何是好？

❶用汗腺排酸

在《水的漫舞》一書中，我們曾經探討過身體上的一些功能，例如同時利用汗腺，與腎臟一樣利用氯化氨（NH_4Cl）來排酸，這時皮膚將會分泌油脂，保護皮膚不受殘留的鹽酸（HCl）所侵蝕。

因為氨會先揮發，所以皮膚會變得油油膩膩的，而愈是二氧化碳多、酸化嚴重之所在，愈是顯得油膩，像是脖子或臉上就是最明顯的例子。

❷用脂肪包裹酸水

而另一招就是將含二氧化碳的酸水，直接用脂肪包裹起來，存在肚皮、脖子、下巴、手臂、大腿……等不會妨害運動的位置，也因此身體就愈來愈胖，愈來愈腫（水腫），身材就像氣球一樣圓滾滾的。

如果前面所列出這些補救措施，仍不足以維持身體內酸鹼度平衡，而這個不平衡正是因為肺功能不足留下的爛攤子，我們就只能再動用最後的預備隊，那就是骨頭了。

16

骨骼是中和減碳最後預備隊

體內二氧化碳過多時，身體最後的一道防線，就是以鈣來中和二氧化碳。

鈣與二氧化碳作用有兩個層次，一個鈣離子Ca與一個碳酸根CO_3^{2-}結合成為碳酸鈣$CaCO_3$，在骨骼中的鈣大多以此形式存在，或是其他如磷酸鈣$Ca(PO_4)_2$、羥基磷灰石（Hydroxy-apatite，為人體骨骼和牙齒的主要礦鹽）等，但$CaCO_3$（碳酸鈣）為主要可調度之Ca（鈣）。

因此，當二氧化碳太多，骨頭中的鈣在遇到酸性血液或體液時，就會將鈣釋出來，幫助血液或體液調整在PH=7.4，也就是微鹼性的狀態，以維持身體中各種酵素的活性。

骨質疏鬆的原因

而鈣以碳酸鈣的形式存在，又是如何平衡酸鹼度呢？

當碳酸鈣本來溶解度非常低，就轉化為碳酸氫鈣$Ca(HCO_3)_2$，此時一個鈣離子可以對應兩個碳酸氫根，就能夠多吸住一個二氧化碳，將血液向鹼性推動，這時候碳酸氫鈣就很容易溶於水或體液、血液之中。

這個過程就是「骨質疏鬆」的原因，主因是鈣不斷由骨頭中流失，就造成骨頭空洞化。目前流行吃各種形式的鈣離子，補充血液中的鈣，以減少骨中鈣的流失。但我們從前面的討論就可以知道，這已是身體的最後一道防線。

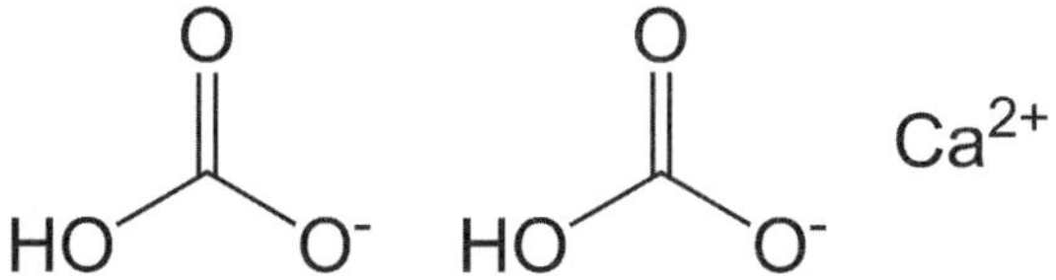

碳酸氫鈣$Ca(HCO_3)_2$

不論所吃進來的鈣吸收得好不好，有沒有加維生素D，或鈣是以有機化合物形態存在，都已是救急的最後手段。

17

二氧化碳漫遊引來的危機

前面第八章以養魚池的概念，用來比方人體各個組織與器官，說明人體是由許多個魚池所組成的。魚是細胞，魚的身體內相當於細胞內，而魚池的水則相當於細胞間液。

濕的氾濫成災

當細胞間液中的二氧化碳過量，而且多到間液的鈣離子也無法完全抓住，這時候真正的危機就即將發生了。

二氧化碳的累積，也就是濕的累積，一旦積到身體沒有能力處理，因而氾濫成災，就是有些魚池水中已經沒有足夠的鈣來將二氧化碳綁住，而形成碳酸氫鈣（一個鈣抓住兩個二氧化碳），就會造成部分二氧化碳以氣體形態存在。

氣態的二氧化碳在組織中可以自由遊走，而這些漫遊的二氧化碳四處亂竄，一旦進入細胞內，這個麻煩可就大了！

鈣是身體中許多細胞用來中繼的第二信差，是信號傳遞中不可或缺的。而鈣在細胞內的濃度非常低，約為100×10^{-9}M，細胞間液的鈣是此量之一萬二千倍，鈣之所以在細胞內保持如此低的濃度，就

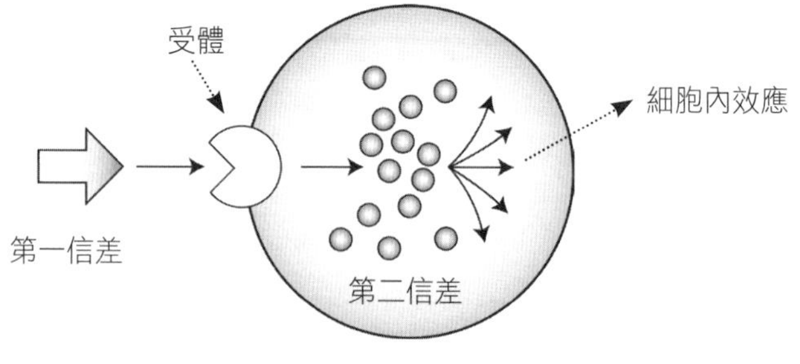

第二信差的概念。（二氧化碳與鈣結合，會使鈣失去信差功能）

是為了方便在細胞內做第二信差。當細胞接到了第一信號，就由細胞內某一個部位的鈣離子之上升，來傳遞第一信差送來的信息，如此設計可以省去許多繁複的控制機制，而節省體內資源的浪費（由基因開始全面節約）。但當第二信差與二氧化碳結合後，就失去其所有信差功能。

鈣擔任中繼信差的角色

這些以鈣做為第二信差的控制機構，以及鈣在多種生理反應中扮演的關鍵角色，可整理細分如下：

❶血管內壁細胞↓保持血管擴張，控制血壓。
❷大部分的分泌細胞↓造成囊泡聯合，釋出內含的荷爾蒙，調控各種內分泌。
❸近腎絲球細胞↓分泌腎素調節，控制血量與血壓。
❹副甲狀腺↓控制鈣本身的吸收。

❺神經細胞→影響正常的腦部功能，以及各種神經、神經與肌肉之連結。
❻T細胞（T Cell，為淋巴細胞的一種）→控制免疫反應，加強免疫功能。
❼肌原細胞→控制肌肉收縮功能。
❽凝血→控制血液凝固速度。
❾協助胰島素打開葡萄糖進入細胞管道→控制胰島素使用效率。
❿受精作用。
⓫中和二氧化碳，平衡體液酸鹼度，為細胞間液中主要離子→酸鹼平衡為所有生化反應能夠正常進行之基礎，細胞老化會無法相互溝通、連結，導致組織與器官退化、內出血……。
⓬與膽汁結合，排出體外，提高高密度膽固醇，降低低密度膽固醇。
⓭強固骨骼與牙齒→避免骨質疏鬆、牙齒脫落。
⓮活化許多酵素反應→維持新陳代謝效率。
⓯構成細胞內固定結構之元素→維持細胞可以緊密結合。細胞鬆散、塌陷，會

使組織肌肉下垂。

以上信手拈來就有十餘項了，如果仔細分辨一下，就會發現到，所有老化現象都與缺鈣有關。

鈣不鈣引來的災難

其實這個鈣離子功能不能發揮的結果，並不是真正的鈣離子濃度不足，血液、體液或細胞間液中鈣濃度太低。

而是二氧化碳太多，無法排出體外，以氣體形態在組織中遊走，一旦走進細胞內，立刻妨害鈣離子基本功能，也就是上述的十餘項功能，尤其是第二信差信號傳遞者的功能，於是災難惡果一個個浮現：

❶ 血壓上升。

❷ 血糖上升。

❸膽固醇上升。

❹內分泌失調。

❺思考能力與記憶力減退。

❻四肢無力，不能大步走、提東西。

❼所有新陳代謝遲緩。

❽骨質疏鬆，牙齒不固。

❾皮膚鬆散、粗糙。

❿內臟與組織器官退化、內出血。

……

這些是最直接的影響，而間接的作用則幾乎涵蓋所有的生命現象。

18 從中西醫角度看「問題」

中醫只在外表看這些問題，所以根本不知道二氧化碳，也不知道鈣，更不要說鈣的各種功能了。

遠古時代中醫就由濕的概念，觀察四肢及身體各關節、各部位的水腫，運動的靈活度，痲痺的範圍與嚴重程度，反應在各種老化的表徵。因此，也對於二氧化碳造成的整體老化過程有一個總結性、整體性的理解。

中醫將肺之運作，稱為宗氣。而宗氣不足，就會造成前面花了一大段文字所描述的「老化表徵」。但是中醫不知道「高血壓」，也不真切了解「糖尿病」[註]，更不要說腎臟如何排酸、如何回收碳酸氫根。

這也是中醫由外表整體來看問題的缺點與優點。

缺點：所有中間的細節都不知道也無法探索。

優點：不被枝枝節節的各種細節所困擾，而能夠直接觀察整個事情的最終，也是最重要的結果。

由外表看整體的風險

像中醫這種由外表來看整體的做法，除了有其優缺點之外，可能還會有一個重大危險：

「把外表的描述選錯了坐標」。也就是「選了不對的系統」。

對於一個物體或身體的敘述，其實就是科學的本質。以一個客觀的系統、方程式、相對關係，來了解這個被觀察的本體，可以是運動，可以是汽車、飛機……等等。只要選對正確的坐標及表達方式，都可以在不同的角度，對這個系統做全面的掌握。

反之，選錯坐標，選錯系統，結果自然也就大不相同。

途徑不同，結果是重點

在汽車、飛機的操控方面，我們有儀表板的顯示，有加油踏板或手板，還有煞車踏板、方向盤……等少數與我們溝通與控制的管道，我們就能了解車子或飛機的基本狀態，並加以控制，讓航行器在良好的狀況下，從事各種活動或工作。

西醫的檢查總是翻箱倒櫃，將血液、尿液、痰等各種體液，以及器官外形──X光照相、內視鏡、核磁共振成像、正子成像等等，把人體發動機、油箱、離合器、水箱……全都檢查一遍。

而中醫卻只是看看車子行駛的狀況、引擎聲音是否順暢……，再加上儀表板的顯示，就可以大略知道車況了。

車子最終用途終究是能夠行駛，不是嗎？

由肺到腎臟、到骨骼，細胞內細胞質、細胞外間質液的狀況，到呼吸、排尿、骨骼溶解……，我們討論二氧化碳之代謝很久了。

接下來要開始言歸正傳，把握重點。

註：中醫之消渴症與糖尿病症狀有幾分相似，但並不等同。

19

由中醫整體觀看「排碳」

如果我們從中醫的整體觀來看，究竟排除二氧化碳的重點在哪裡？補鈣、保護腎臟、愛惜肺……等等，究竟在這一長串排除二氧化碳的各個管道之中，哪一個環節最重要？

在進行分析之前，我們先將前面的討論做個總整理：

□肺要平衡、解決體內的酸化問題，只要幾分鐘就可以做到；而腎臟大約需要二、三天。

□以鈣來中和多餘的二氧化碳的機制中，那些二氧化碳並沒有排出體外，只是以鈣離子捉住，不讓二氧化碳亂跑，以免造成更多、更大的傷害，但終究是用化學方法儲存二氧化碳。

□在身體中透過增加鈣，以增加再吸附，這種管理二氧化碳的能力是非常有限的，就像電池能存的電量，遠比發電機能發的電量少了千萬倍。

縱觀以上所述各個環節，肺仍是「重中之重」，才是整個排除二氧化碳的機制中「關鍵中之關鍵」。

通氣不足與呼吸性酸中毒原因

由肺造成呼吸不全而產生呼吸式的體液酸化，可能有下述幾個原因：

❶呼吸中樞受抑制

例如腦部損傷、血栓形成、顱內壓升高、睡眠呼吸中止……，以及嗎啡、巴比妥等鎮靜劑或麻醉劑藥物，都有抑制呼吸作用，會使通氣減少，累積二氧化碳。

❷呼吸道阻塞

例如鼻炎、氣喘、支氣管炎……等等，呼吸道直接受阻，或者因細菌感染造成呼吸道狹窄或受阻。另外，因外傷造成呼吸道外物阻塞，也是有可能發生。

❸胸壁損傷

例如脊柱側凸、連枷胸（flail chest）肥胖，因胸廓異常影響呼吸運動，或胸壁損傷疼痛而影響通氣，導致二氧化碳無法充分呼出。

❹呼吸肌麻痹

例如重症肌無力、高位脊髓創傷，以及脊髓灰質炎、急性感染性多發性神經炎（guillain-barre綜合症）等周遭神經病變，引發呼吸神經、肌肉功能障礙。

❺肺部疾病

例如肺炎、肺水腫、心跳呼吸驟停等，均能引起急性呼吸性酸中毒。而其他慢性阻塞性呼吸道疾病、支氣管哮喘及氣胸等，也會使肺泡通氣量減少，造成肺內氣體不能很好的混合，是呼吸性酸中毒最常見的原因。

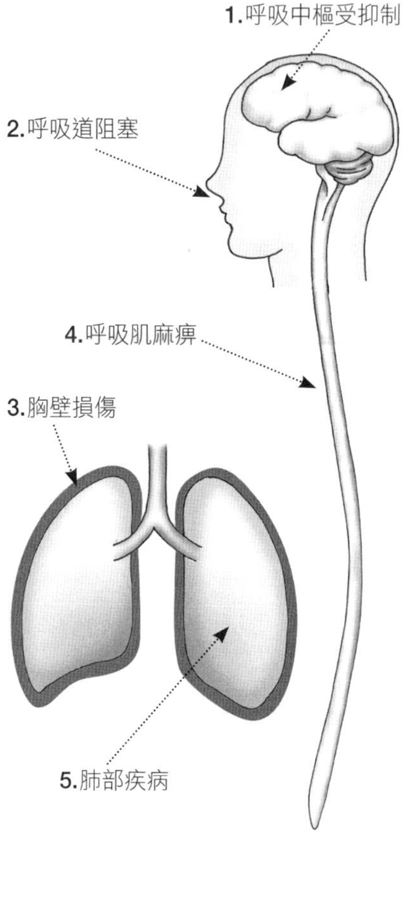

造成通氣不足與呼吸性酸中毒的可能原因。

其中的呼吸道阻塞，是比較容易由身體在外面的表現觀察到的，在中醫屬哮喘分科，有許多了解，而「腎不納氣」則是中醫對此現象最中肯且精確的掌握。

說了這麼多，知道原因，了解關鍵在肺，歸納因應之道有兩個重點：❶減少二氧化碳產生；❷增加氧氣供應。接下來篇章就從運動、飲食兩方面，介紹如何保養肺部，活化肺尖，提高血液中含氧量，加速排出二氧化碳。

◆ 腎不納氣

氣管兩側腎經是對氣管最重要的保護。如果這部分血循環受阻、支氣管發炎、氣喘……，各種細菌就會寄生在氣管之中，甚至向下進入肺部，造成更嚴重的呼吸傷害。這也就是中醫「腎不納氣」的精神所在。

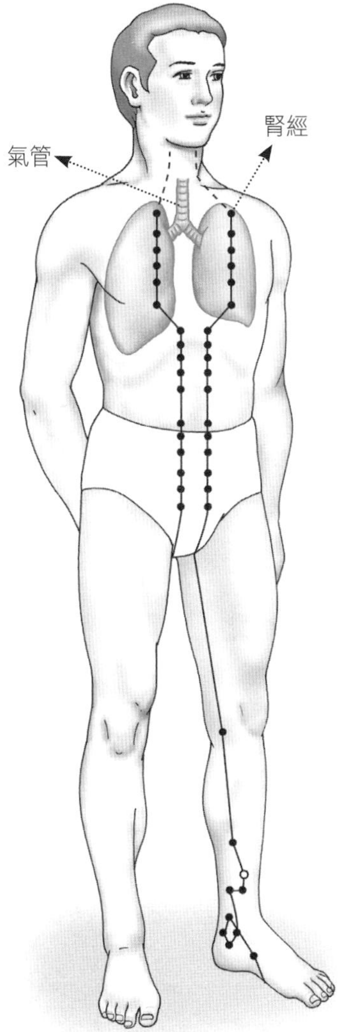

PART

5

養肺自救
肺部保健
運動飲食篇

「對肺好一點，留住好青春」。人的老化，最明顯又不斷堆集的是二氧化碳排不出去，主要原因就是肺的功能退化了。了解關鍵在肺，因應重點在於減少二氧化碳產生，增加氧氣供應。再來我們就從運動、飲食兩帖處方進行復健，讓自己找回一片清新。

20 日常保養肺部運動處方

有哪些輕鬆簡單的動作可以幫助增加氧氣、帶走二氧化碳呢？除了在《水的漫舞》中提到的有氧舞蹈、香功、瑜伽、太極拳，本章將融合君臣佐使（主輔佐引）的概念，介紹四組養肺運動復健處方：

養肺運動①【君】抓捏按摩心臟的吊帶

這組動作很簡單，為便於了解、抓住重點，分拆成四張圖片說明：

養·肺·運·動 1

☑提升心肺功能，抓捏按摩心臟吊帶是重點。

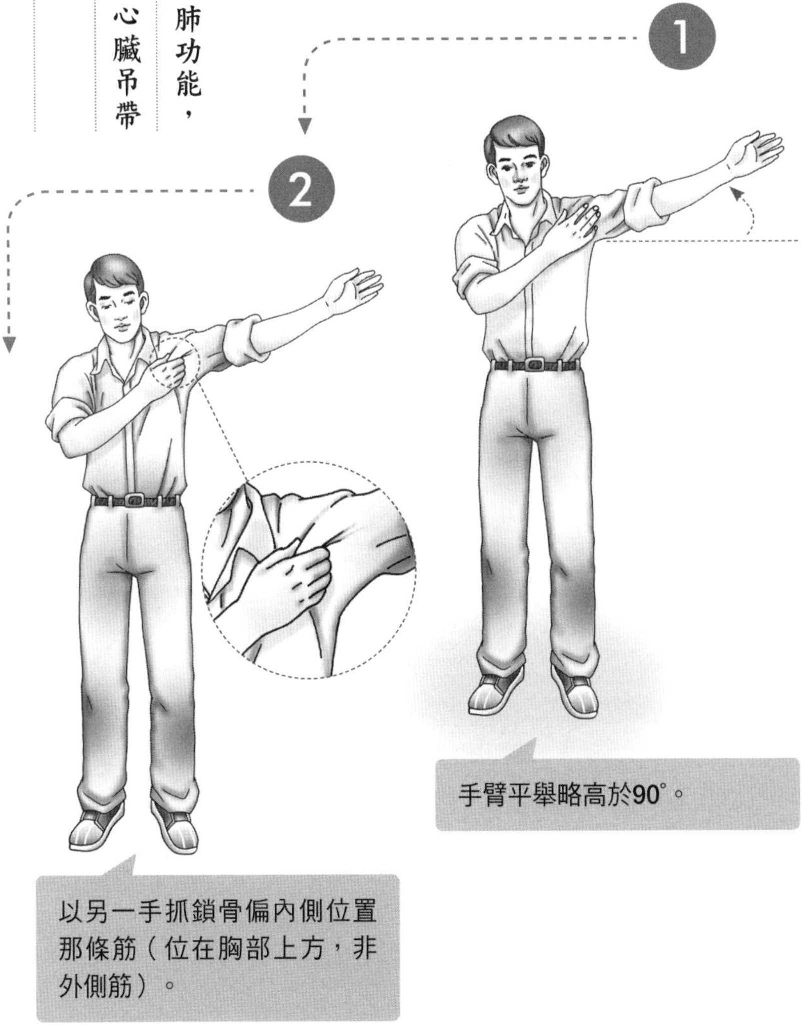

手臂平舉略高於90°。

以另一手抓鎖骨偏內側位置那條筋（位在胸部上方，非外側筋）。

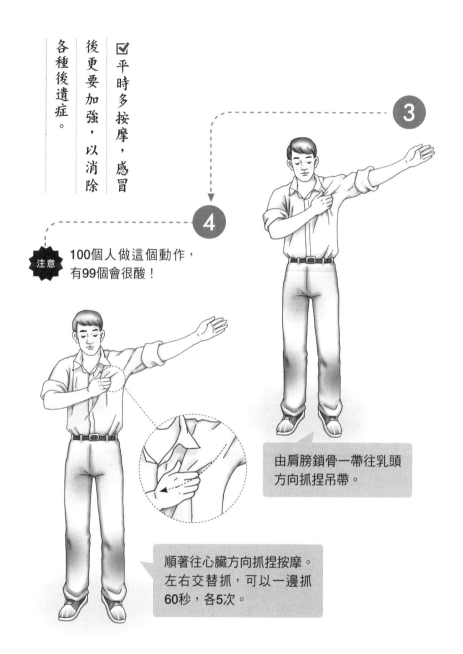

☑平時多按摩，感冒後更要加強，以消除各種後遺症。

3

由肩膀鎖骨一帶往乳頭方向抓捏吊帶。

4

注意 100個人做這個動作，有99個會很酸！

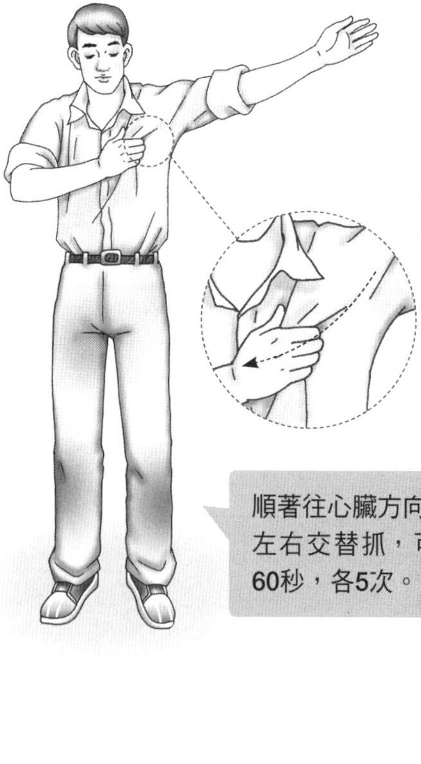

順著往心臟方向抓捏按摩。左右交替抓，可以一邊抓60秒，各5次。

坊間最近有人推廣按摩心包經，也有人提倡抓中焦脾經。其實重點是在由肩膀到心包的吊帶（此吊帶的功能在《氣的樂章》討論心氣時已詳細說明其重要性），這個吊帶懸吊著心包，也就是心臟，是心臟這個馬達重要的抗震與穩定系統。健康的吊帶，可由吸收心臟不協調的振動，進而平衡肺的呼吸與心臟跳動之間的協調性。這個吊帶由肩膀一直到心包，也就是心窩的位置，覆蓋了肺的主要肌肉及胸廓，對呼吸協調也有決定性的控制。

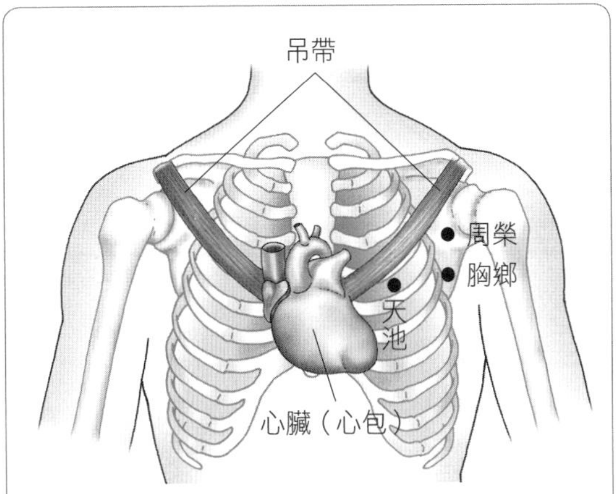

心臟的吊帶

如圖示，吊帶上端在脾經的位置，也在心包經的起始，由肩膀鎖骨一帶往乳頭方向延伸，沿著吊帶摸下去，就會指向心臟。我們第一次發現這個吊帶的存在是在1996年左右，那時在台大與醫師會診，發現心臟不好或感冒久治不癒的人，在中焦脾經有很多氣虛及血瘀之脈診訊號，於是沿著脾經摸去就找到了這個吊帶。如果用手指抓出吊帶，稍加按摩，心臟不好或長期感冒的病人一定大叫酸痛。

經過多次、多人的觀察之後，更發現到：最嚴重的病人這個吊帶幾乎萎縮了，即使用手指向胸肌內找去，也只摸到一小條鬆鬆散散的筋，與正常人相比較，大約只有五分之一的粗細，甚至更小，抓起來像棉花一樣沒有彈性。

後來觀察傷寒（也就是病毒感染）的病人，又有幾點發現：

❶病毒先影響高頻之脈

如小腸、三焦、大腸等，此時病人並無明顯不適，只是有些流鼻涕、咽喉癢痛或咳嗽，一般來說，沒有全身性的症狀，但抵抗力已被減弱，為病毒進一步入侵預作準備。

❷影響膀胱經

膀胱經是各內臟腧穴所在，此時開始出現全身性肌肉酸痛、發冷、發熱、頭昏腦脹……等症狀。

❸進入肺及脾經

也就是這個心包或心臟的吊帶。此時病毒由陽經在背後，影響在前胸之陰（低頻），即以此吊帶為主要途徑，拉肚子、呼吸不暢、全身無力等狀況更加嚴重。

❹進而影響中焦之腎經

一旦到這個階段就可能致人於死了。

因此，在心肺功能的提升，這個吊帶是個重點，平時就要多按摩，沿著吊帶，由脾經抓到心臟方向。尤其感冒時更要加強，以澈底消除各種後遺症。

養肺運動②【臣】活化肺尖，排除肺上部廢氣

在過去幾本書中，我們一再強調，人站立起來，釋放了上肢，可以自由運用，手指靈活，拇指分離，促進手腦並用，進而演化出三焦經、大腸經、小腸經、心經，多是由手部至頭部為主的高頻經絡，大大增進了人類的智慧。而早期其他非智人的

類似人種，也可能因為少了一根經或兩根經，就在演化的洪流之中被淘汰了。

這個演化的過程，不是沒有代價的。在近期《以脈為師》、《以頸為鑰》兩本書中，都有提到如慢性傷寒、各種頸部病變等，人站立以後所產生之弱點，以及所誘發特別容易生病的熱點。

在這裡，我們再提出一個人站立後付出的代價。

體循環與肺循環的平衡是二心房、二心室動物重要的生理控制。當人站立後，肺上部三分之一至四分之一的部分，就成為平衡體循環與肺循環的艱困地區。因為這兩個循環，一個由左心室開始，以脈波為輸送的原動力，一個是由右心室為源頭，以流量為輸送的原動力（請參看《氣血的旋律》）。

當兩個來源的血流在肺泡相會，互相交換氧氣與二氧化碳，此時兩股血流的壓力平衡是非常重要的，否則會嚴重影響氣體交換。而在肺尖，也就是肺最高部三分之一至四分之一的部分，當人站立時，地心引力又成為一個重要因素。

在地心引力影響之下，身體為了平衡上述兩股血流，經常就犧牲了肺尖部分。

為求平衡壓力，就將這個部分做為緩衝區，容許此區域的血壓不一定每個時段都達到平衡，以維持其下方部位（肺中下部）可以正常工作。

如此長時間下來，由於地心引力這個因素，造成肺尖部位交換氣體能力退化，久而久之，甚至不能維持肺臟細胞好好的活著。乳癌、高血壓、氣喘等各種慢性肺病也多由此處開始。而在這個部位受到外傷，也就註定不容易恢復，所以外傷雜病（請參看《以脈為師》）也以此處最多。

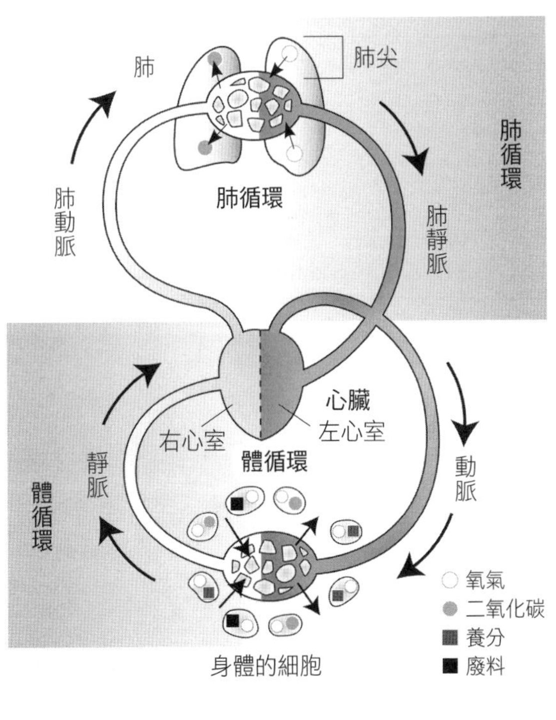

肺尖是平衡體循環與肺循環的艱困地區。

養·肺·運·動 2

☑這組動作是要引動肺上部的呼吸，讓內部鬆開，瘀血往下流。

1

注意 避免吸入更多廢氣，要挑空氣好的地方做！

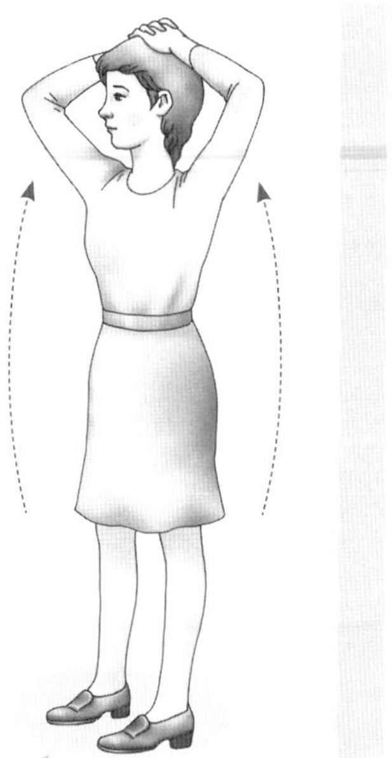

兩腳分開站立，兩手手指交叉放到頭頂上。

2

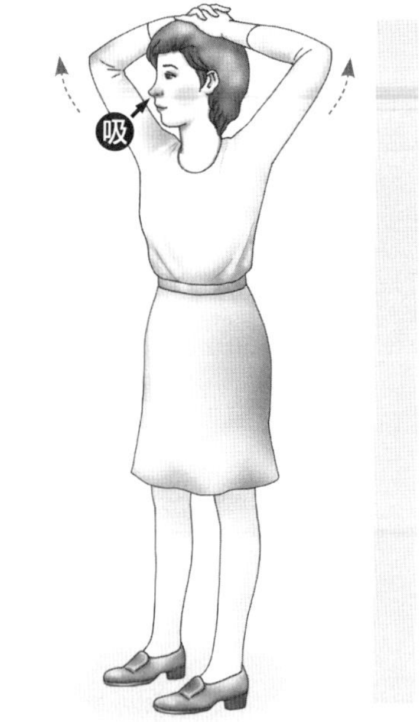

緩緩吸氣，手臂牽動肩膀，感覺肩膀往上拉，像把氣吸到胸口。

☑當重複吸氣、吐氣時，要感覺像是把氣都吸到胸口。

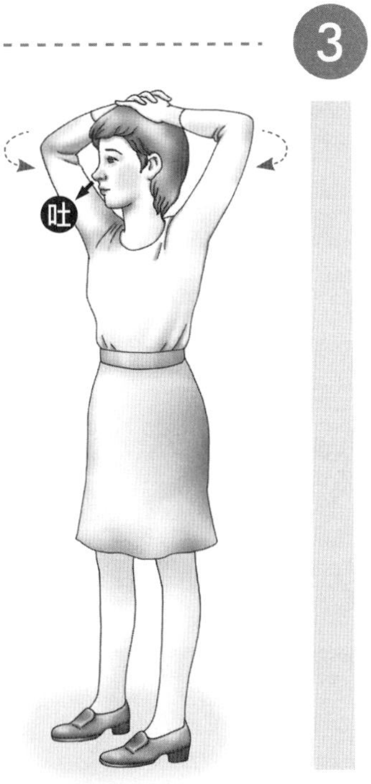

再緩緩吐氣。
（重複吸吐5～7次）

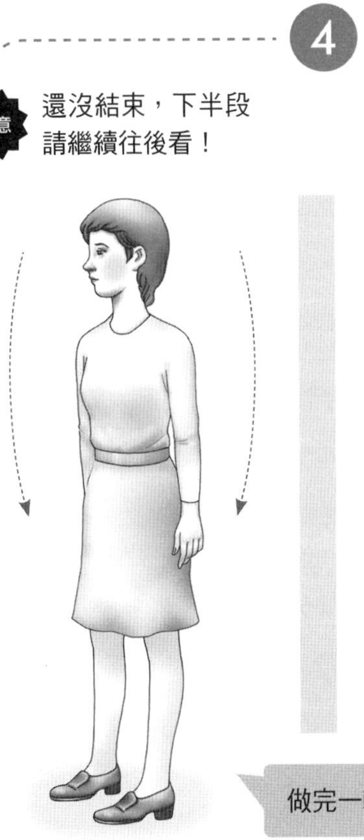

注意 還沒結束，下半段請繼續往後看！

做完一輪後，把兩手放下來。

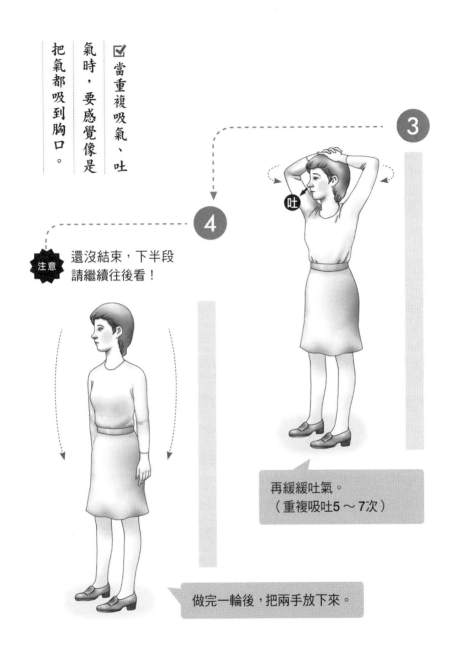

5

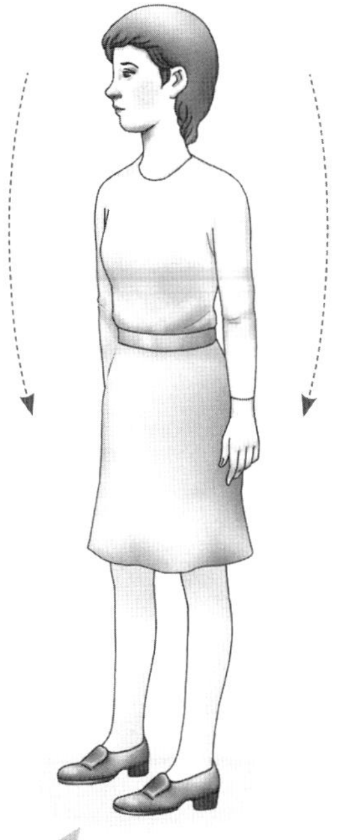

（承前動作）兩手從頭頂放下來。

6

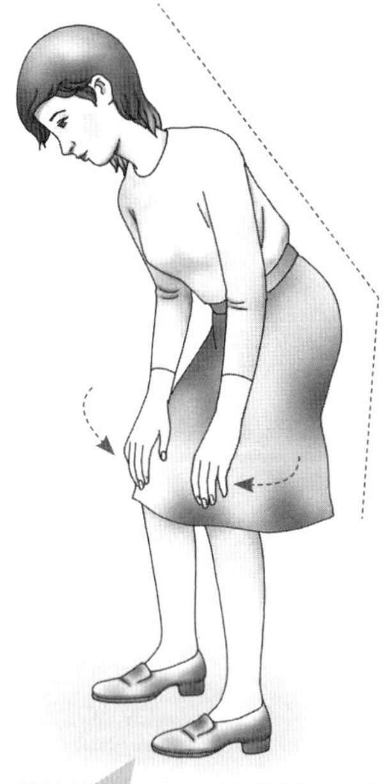

彎腰，將手放在膝蓋上。

☑膝蓋可微彎，不必打直，頭盡量靠近膝蓋，讓肺上部降低至心臟以下。

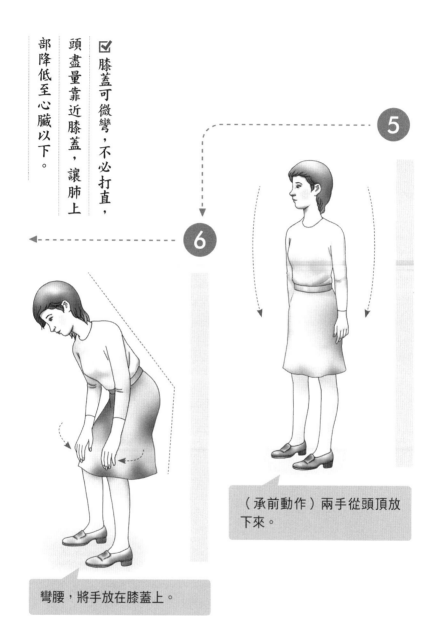

☑以有點像上半身倒立的姿勢，用力吸，用力吐，引動肺尖做深呼吸。

7

頭盡量向下。

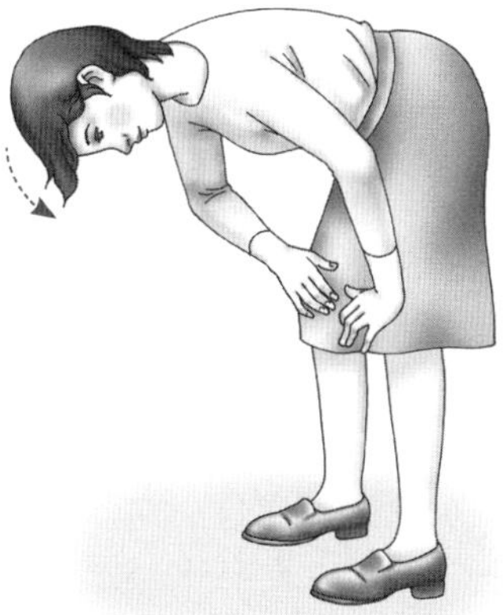

8

注意 上半身慢慢往下彎，動作不要太快！

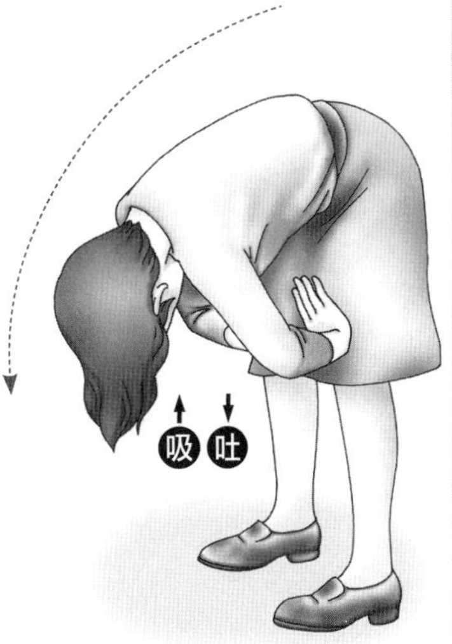

頭靠近膝蓋，用力吸吐7～9次。（吸氣時，以手臂牽動肩膀，感覺像把氣都吸到肩膀去）

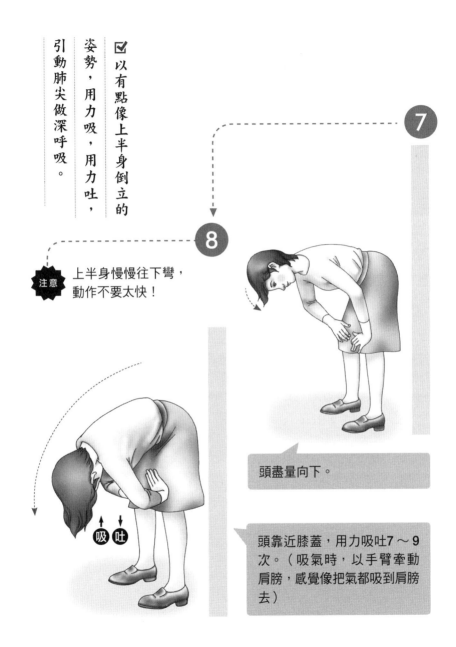

9

注意 慢慢起來，否則會很容易頭暈！

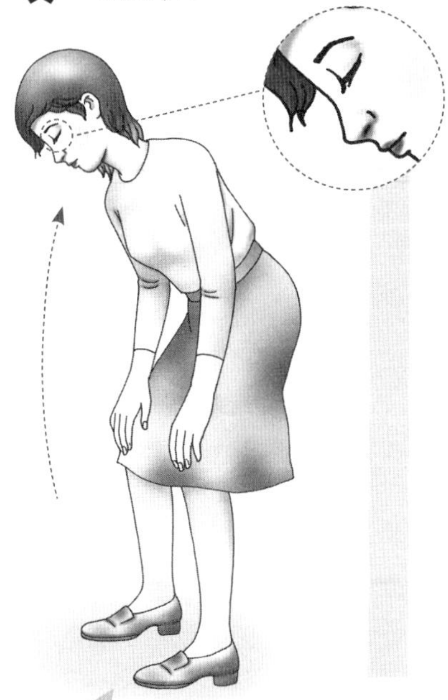

做完深呼吸，閉眼，上身緩緩回升立起。

10

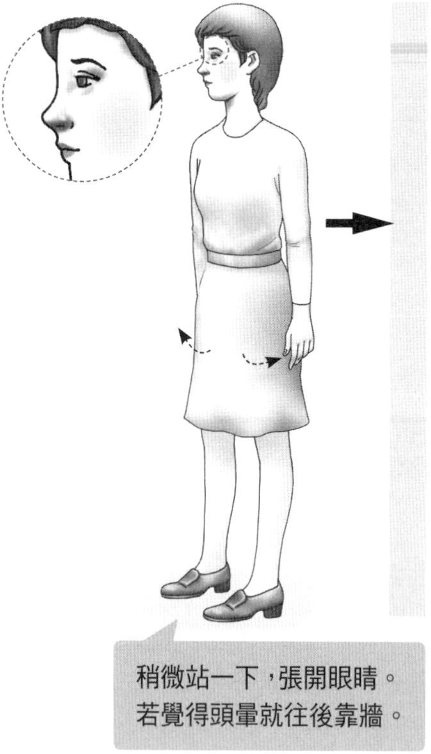

稍微站一下，張開眼睛。若覺得頭暈就往後靠牆。

☑做這組動作最好背後有牆或樹可以靠，持續做幾週之後就不再頭暈，肺活量會大大提升。

☑每次整組動作做五至十次，有助提高肺部功能，增加血液中含氧量，減少二氧化碳堆積。

11

注意 再做回 1。
依序進行整組動作！

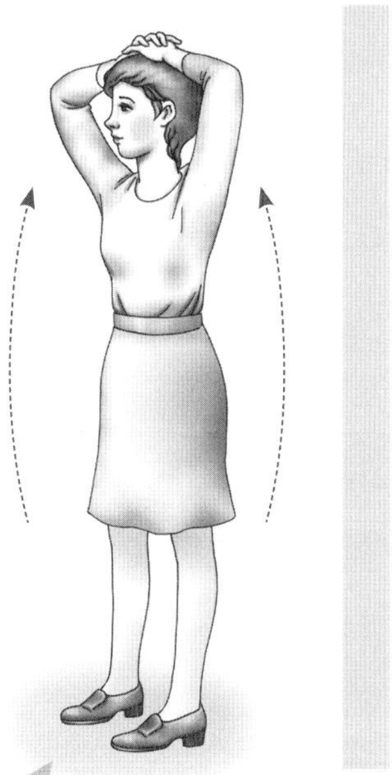

準備好，再把兩手放到頭頂上。

12

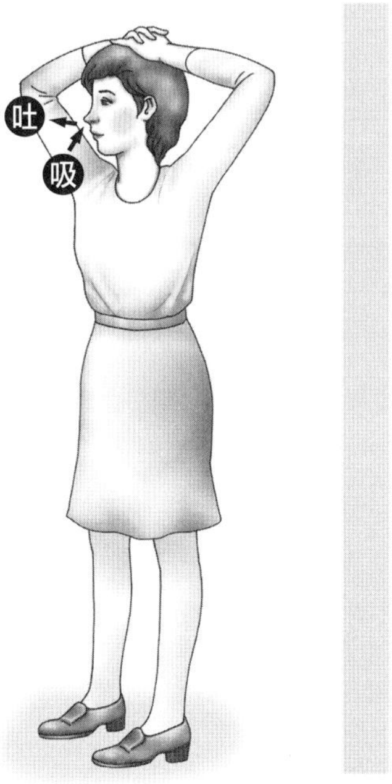

吸氣，吐氣，緩緩呼吸，做5～7次。（重複整組動作5～10次）

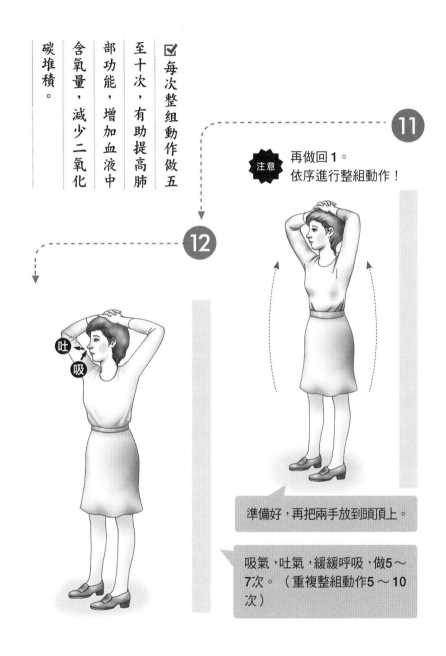

養肺運動③【佐】海豚式甩手功或大步走路

海豚式甩手功這組動作在《以頸為鑰》一書有專章介紹。以甩手活動上肢，是類似行走功的設計，規律性動作有強心補腎功效，若加下蹲動作可導引收斂腎氣。

不同於坊間流行的甩手功，因為要強化對脖子的復健，我們加進了身體的前、後動作，看起來像是海豚在游泳，因而成為全身的運動，以加強脾經為主。

養肺運動④【使】輕輕拍打按摩肺上部

輕輕拍打按摩肺上部，尤其是有硬塊、黑影等受過傷（有後遺症）的部位，將外傷之瘀直接化解。如果一時找不到位置，在輕拍幾天之後逐漸會有感覺，按摩時就能由酸痛處找到位置點（阿是穴）。

養・肺・運・動 3

☑這組動作看似海豚在游泳，廣效又沒有副作用，建議每次做十五分鐘。

1

注意 手往前擺，肚子向後，頭向前微低！

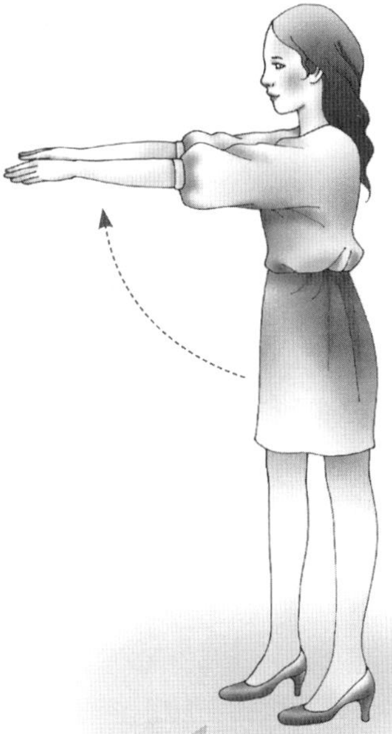

雙腳微張與肩同寬，手往前擺動到胸前，小腹後縮。

2

注意 手往後甩，肚子向前，頭向後微仰！

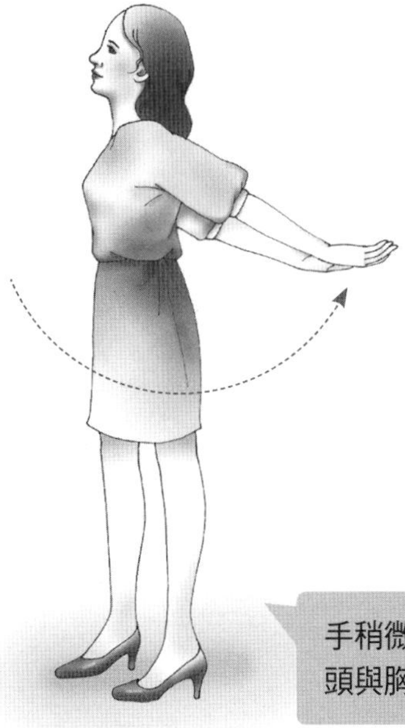

手稍微用力往後甩，頭與胸部趁勢仰起。

☑這組動作建議左右交替拍，可以一邊拍六十秒，各五次。

1

注意　也可以手臂平舉略高於90°

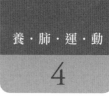

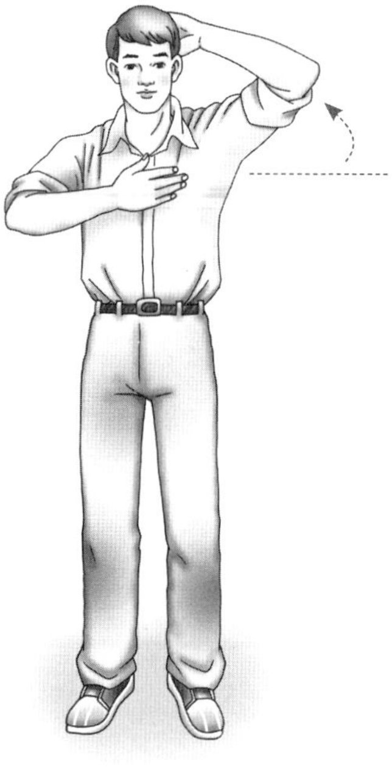

一手放頭頂上。

2

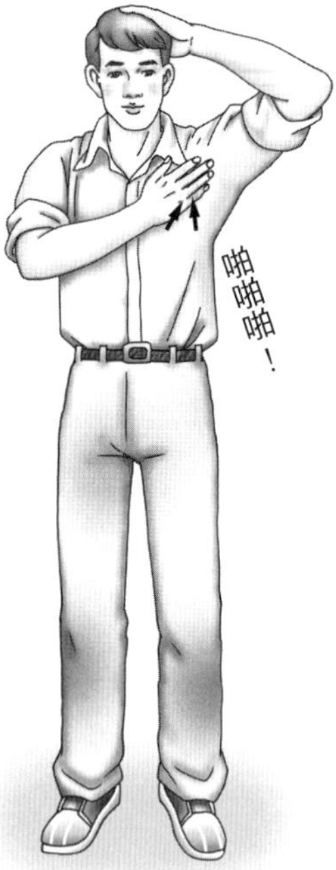

一手拍打胸部上方（乳房以上）。

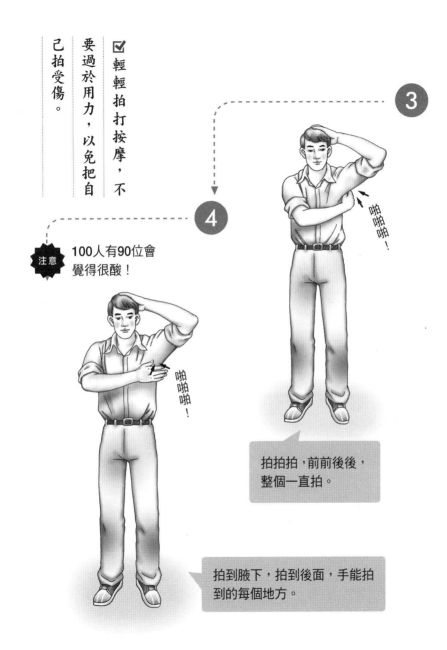

☑ 輕輕拍打按摩，不要過於用力，以免把自己拍受傷。

3

拍拍拍，前前後後，整個一直拍。

4

注意 100人有90位會覺得很酸！

拍到腋下，拍到後面，手能拍到的每個地方。

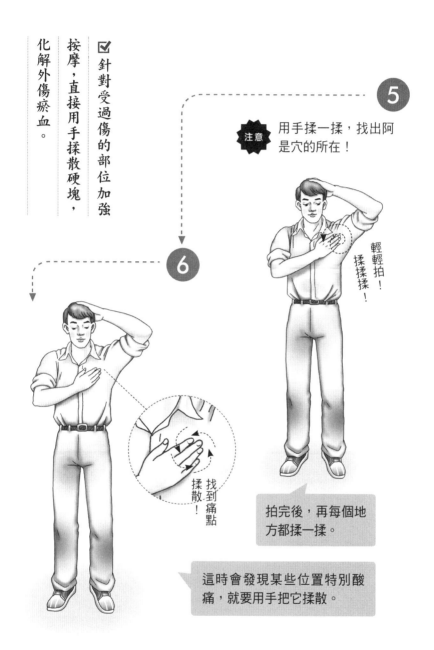

☑針對受過傷的部位加強按摩，直接用手揉散硬塊，化解外傷瘀血。

5

注意

用手揉一揉，找出阿是穴的所在！

拍完後，再每個地方都揉一揉。

6

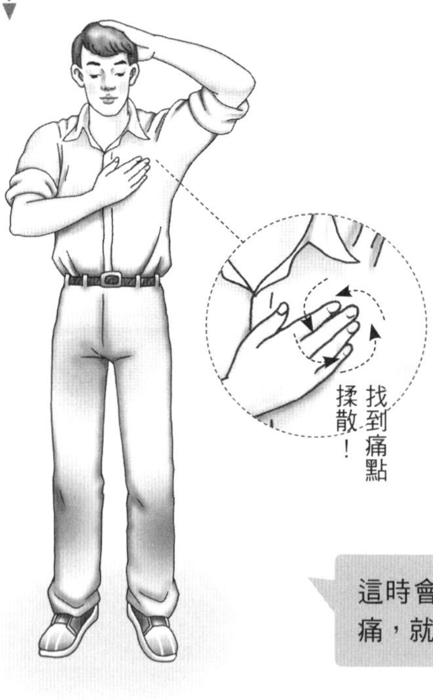

這時會發現某些位置特別酸痛，就要用手把它揉散。

21

餐桌上的科學飲食處方

民以食為天，最後我們要再來談到飲食。如前述，重點不是多吃鈣片，而是節能減碳，減少二氧化碳產生，釜底抽薪，以減輕肺的負荷。這部分的功課非常重要，已在《水的漫舞》書中詳述，敬請參閱。

多年勤練氣功改善了我的健康，但沒有讓體重跟著變輕。在出版那本書時，好朋友李嗣涔教授說我變苗條，以往的王唯工到哪裡去了？連以前採訪過我的媒體記者再見面，都很驚訝我居然變年輕，眼睛有神、皮膚光滑、白髮和黑斑也變少，甚至圓凸的小腹、最難減的手臂贅肉都不見了。

而當時讓我改變的關鍵就在於「減碳飲食」：

減碳飲食①多吃油，少吃蛋白質

我們身體中常用燃料有碳水化合物和脂肪兩大類。食物中的碳水化合物每產生六點三個ATP，就產生一個二氧化碳，所以要減少二氧化碳產量，不要有用的ATP減產，就要多食用脂肪。吃油比吃葡萄糖（碳水化合物）好，而攝取碳水化合物又比吃蛋白質好，因為吃下脂肪所產生二氧化碳只有碳水化合物的三分之一，而蛋白質產生的二氧化碳是脂肪的五至六倍、碳水化合物的二倍，還是少吃為妙。

減碳飲食②多吃菜，少吃飯

營養過剩可能是現代疾病主要原因。吃多了，廢料產生也多。而動物儲存的多是脂肪，或一些醣類，所以少吃澱粉類（包括馬鈴薯、白米、白麵等），改成多吃菜，對身體的好處多過於壞處。而我用的是**「油包菜」**概念，利用豬油、牛油、花生油等飽和油熱炒蔬菜——

低溫熱鍋（不放油），先乾炒菜梗，再放入菜葉炒至軟化出水、體積縮小，然後沿鍋邊放油，讓油脂融化包裹住青菜，最後加入喜歡的佐料（小魚乾、柴魚片或雞汁、腐乳、咖哩、豆豉等各種醬）、調味料拌勻。

吃的時候不要吃菜湯，青菜拌油可延長在胃的消化時間，增加飽足感，好吃又耐餓。另外也用橄欖油、麻油等不飽和油加敲脆的堅果，自己做生菜沙拉。

減碳飲食③改變食物分配比例

以**纖維素類**——炒軟或炊熟後拌油的蔬菜，與搭配堅果、不飽和油的水果（不甜的）當主食，因為蔬果卡路里密度低，配合油脂食用，容易有飽足感，真正吃進肚子的卡數並不多，可以幫助控制食慾。

油脂類其次，每日食用飽和油和不飽和油，做為燃料主要來源。飽和油適合做高溫料理，膽固醇較低的不飽和油則用來做涼拌沙拉、蘸醬、冷盤等不需高溫烹調的料理。而多吃油，皮膚就少油，對頭皮也有同樣效果。尤其夏天怕熱的人，提高食物中脂肪比重，會感覺比較涼爽，體內二氧化碳少了，汗自然也跟著減少。

再來才是**碳水化合物類**（澱粉、五穀根莖）和**蛋白質類**（魚、肉、蛋、奶）。以百分比來說，纖維素類約佔35％以上，脂肪類25％以上，碳水化合物類25％以下，蛋白質類15％以下。

減碳飲食④２＋４，正確飲食保健康

之前在寫《水的漫舞》時，列了健康飲食兩大重點和飲食四大原則。其實主要就是**不要攝取過多熱量，提高飲食的品味，飲食要有節制**。只要均衡飲食，吃什麼不是問題，吃多了、老是吃撐才有大問題。所以建議吃東西時：❶每個單位小些，少量裝盛，絕對不要勉強吃剩菜；❷卡路里密度低些，盡量搭配纖維素，尤其是青菜和不甜的水果。

而要減少二氧化碳這個毒素的產生，有些食物盡量不要去吃，例如：

❶市售汽水、可樂等碳酸飲料。這些含碳酸氣的糖水是最差的食物，很多小孩不愛喝水，就只喜歡喝這種碳酸類的甜飲料，所以都長得圓滾滾的，怕熱又沒體力，家長其實要多注意。

❷糖果和大量加了精製糖的食品。這類純糖製品不能提供什麼營養素，卻是卡路里密度最高的碳水化合物。

❸麵包、蛋糕和精製西點。這種用低筋麵粉和發粉做成的高糖製品，以及一些米食、糕點，往往做得很誘人，即使忍不住想吃，還是要減量攝取，降到四分之一或五分之一。

後記

中西醫應互相扶持

中醫特色是以一個系統的概念來看整個人體。

西方醫學則是以解構身體的方式來了解人體。

以化約方法不斷進行解構以了解人體之西方醫學，與以黑盒子方法來理解人體的中醫是南轅北轍，很難溝通的。但是人體終究只有一個本體，不論你由哪個角度看，橫看成嶺，側看是峰，終究要有個一致的結論，最終的統一。這也是科學方法可貴之處。

中醫為網、西醫為目↓中：表象（儀表板），那些表象是主要坐標，如何從中萃取出重要參數。西：各種表象的深層原因。

古代中醫之發展，不可能依據大數據，而較多依靠數學與物理之推理，配合表象之觀察，以訂定出各種重要坐標（請參看延伸閱讀〈中國醫學之現代觀〉一文）。其實本文係由一個最基本的問題「心跳為何是規律的」為出發點進行，數學與物理上之展開，就可逐步完成這個幾乎完整了的中醫基礎系統。

如果善用這個系統，則中醫體系只要依據這個已經垂直正交化的坐標，就可以做出最精確（可數位化）、最有效（數位化分類）的應用系統，而醫學之網以此為準。西醫的各種研究，可以填空方式將各個網之間的空洞填補起來。但在填補過程中，仍須注意與網之配合，以免迷失了方向。

綱舉目張，成就未來的醫學之網，將疾病的不健康因素一網打盡，這是我們對於未來醫學之期待，需要十年？二十年？一百年？就看大家的努力了。

延伸閱讀

〈中國醫學之現代觀〉一文

進大學時我選的是物理本科，二十二歲以後決定轉入生物物理領域，用物理的方法來研究生命現象，以後的學習也一直向生理學及生化學靠近。

研究初始，注意力是放在神經系統。一九六〇年代，毒品開始在歐洲氾濫，相關的研究非常多，而其中最發達的是「神經傳導物質」。

以我當時對中醫的了解，中醫之基礎理論為「五行相生相剋」，也就以這個新領域「神經系統交互作用時所使用之信號分子」——神經傳導物質，為學習重點與研究的對象，並特別重視這些傳導物質間相生相剋的關係。

經過十多年，已在英國自然雜誌（Nature）發表論文。而到了一九八〇年代，神經傳導物質就發現了六、七種以上，此時忽然驚覺它早已超過五行數字的「五」了，再加上新發現與鴉片止痛有關的「腦內啡」也有三、五種，於是粉碎了二十年來「五行相生相剋的中醫夢」。

在一九八四年間，我決定重新研究評估方向。經過一年多的分析、思考，最後決定由脈波分析重新出發。

這是一個痛苦又堅定的重頭開始。因為在神經科學，我已小有成就，經常是學術會議的小角色了；而在血液循環領域，我則是初入伍的新兵，一個年已四十的老邁入伍兵。

一九八六年，我將一年多來思索分析的心得寫成一篇文章——〈中國醫學之現代觀〉註。在文章中，我只根據一個生理現象「心臟是重複而規則的跳動」，就將中醫之基礎「經絡」、「穴道」以及「臟器有共振特性」等等推導出來。此後數十年生理、物理的研究過程，我不僅心中充滿信心，也一直追尋這篇文章之引領：

中國醫學之現代觀

（中央研究院物理研究所生物物理研究室　王唯工）

(1)前言

一門學問是否是科學，主要看其所使用之量，是否有操作型之定義。如物理學所使用之量：質量、時間、長度，都可由實驗之操作為其定量。所以物理學是科學。

中醫所為人詬病者，為其診斷沒有定量之方法，一些所謂火氣、寒熱的，總叫人有不知所云的感覺。其實中醫有定量之測定，那就是望聞問切（本篇之重點放在切，也就是脈搏學），中醫之脈搏學與心電圖是同樣科學的，因為使用的脈搏圖也是有操作型定義的。

我們都知道，法國酒廠僱有品酒師，他們只要喝一口，就知道是哪一年份、在哪裡出品的酒。同樣的，香水公司也僱有香水品管師，聞一聞就知道這種味道美國人喜歡，那種味道南美人喜歡……。可是這些工作都無法用現有的分析儀器來做。

像傳統中醫的脈搏學依靠手指的觸覺一樣，這些品酒、聞香的工作也都難免摻雜了神秘感。不過這也是在儀器的敏感度趕不上感覺器官時，所使用的一種無可奈何的操作型定義。

何況在三千年前脈搏學就已萌芽。那時沒有示波器，甚至沒有任何儀表，又怎怪祖先們以觸覺來做為操作之手段呢？只怪我們身為現代之中國人，有了各項新穎之儀器，又學了滿腦子的西洋醫學，反而責之為不科學，或反科學。這種不究事理的態度，難道就是科學的方法嗎？

(2)血液之重要

血液含有氧氣、營養成分，及抗體、白血球等生命所必需的成分，也就是中醫所說的宗氣、營氣、衛氣。人體可視為一群共生在一起的細胞組合，而血液就負責輸送營養及氧氣。做過細胞培養的人都知道，當細胞有足夠養分與氧氣時，長得欣欣向榮；可是一旦養分或氧氣不足，就難免奄奄一息了。所以血液流量之分配，也就是養分及氧氣之分配，就決定了各器官之榮枯了。

打個比方吧！如果中央政府的預算不分配給教育部，那麼全國上下的學校都要餓死了。血液之流注正像預算一樣，哪裡分配得多就長得好，哪裡不夠就衰弱。而人是一個整體的，五臟六腑，樣樣都要健康，才能保證一個健康的身體。

(3)脈搏學能告訴我們什麼？

中醫診斷最早之記載大約在周禮：「以五氣，五聲，五色，眡其死生，兩之以九竅之變，參之以九臟之動。」古人曾解釋為「臟之動，謂脈之至與不至，謂九臟，膽在內，其病難知，但診脈之至與不至」。可知，早在扁鵲、張仲景，或脈學大宗師王叔和之前，中國人就已知道，由脈之搏動，可測知內部臟器之疾病。

周朝是三千年前的朝代，當時所說的九臟之動，由現代生物物理來看，究竟是什麼個現象呢？

由血液的流體力學可知，每一個臟器或組織都由動脈送入血液，而動脈在血液流入組織之前，愈分愈細成樹枝狀，這就是所謂的動脈樹。心臟之收縮為血液流入這些動脈樹之推力。心臟之搏動，放鬆時為心舒壓，收緊時為心縮壓，所以血液也就有了波動流與直流兩種流動。心舒壓一方面將器官充滿起來，另一方面可維持一個最低的血液供應。而由心縮壓所產生脈動，才是傳送血液主要方式，此點可由超音波血流計來證明，血液在動脈中流動時，其直流部分流量遠在波動流量之下。

由血液流體力學之推演及實驗，Tayler[1]先生更指出一些器官及組織之動脈樹，對血流波動之頻率，有一定的反應。對高頻的部分，其阻力幾乎是一樣的，只是在低頻率時有很大的不同。此不同視動脈樹之結構而定。換言之，每一種器官對不同低頻率脈動通過時所產生之阻力，並不相同。也就是每個器官或組織都容許某一種特定頻率之波動流過，因為其阻力為最小。或是以電路理論來做比方，就是每一個器官都有其特性交流電抗，具有各自的天然共振頻率，而這個頻率也就是血液最容易流入此器官或組織的頻率。這個推論也有實驗證明，Basar[2]先生已證明心臟及腎臟都有極高之頻率選擇性，讓血液以此頻率之波動流入其間。

如果我們依此推論，認為全身所有之器官及組織，各自有一個特殊的共振頻率，則對血液在周身之流動，就有了與中醫一樣的看法了。

因此依我的看法，所謂九臟之動，就是內臟以其自己特定的頻率隨著心臟之跳動而被迫共振，同時容許此共振頻率之波動血液出入其間。共振得愈好，則流量愈大，因為阻力愈小。不同的器官，不同的組織，都有其特定之頻率。但如果個個特定頻率皆不相同，則心臟豈不要做成千上萬個不同的頻率來。

其實不必，大分起來，有十幾種頻率也就夠了。這種以頻率來分析血流的方法，可以把相同頻率之器官及組織歸為同一經絡，由此也就不難了解中醫十二經絡的由來了。每一經絡所接受的血流是同一頻率的，也就難怪它們的病變總是一起發生。因為一旦這種共振頻率之阻力增加了，這種頻率之血流量就會減少，因而這一整個經絡的血液分配都會減少，也就跟著衰弱，甚至逐漸產生病變了。

(4)血液之分配與脈搏

為了證明血流之分配情形可由脈搏之波形做為診斷，我們特別設計了一些實驗：以一個幫浦做為波動流來源模擬心臟，以塑膠管模擬血管，而以有低頻共振特性之氣球來模擬五臟，我們發現在五臟中血流量產生改變時，必定隨著產生脈搏上之特定改變，換言之，血流之分配與脈搏之波形變化有著密切的關係。因此由脈搏波形之改變，應可診斷出內臟器官在共振頻率上之改變，或共振頻率時阻力之改變。而此改變就與所謂的火氣、寒熱等病變相關了。有關此實驗之細節請參看Wang[3]。

而以相同之模型，我們也曾模擬五臟相生與相剋之現象。所謂甲乙相生，就是甲壞乙也壞；而甲丙相剋，就是甲壞丙變好。一個器官的變好變壞，與流入此器官之血液流量有關，流量增大，變好；流量減少，變壞。當我們把甲之流量降低時，發現乙跟著變低，而丙之流量卻特殊的變高了（其流量之增加遠大於另二器官）。因而可知相生相剋只是共振頻率間互相影響之物理關係，而陰陽五行的理論恰好滿足了其運算的規則，就像群論可以決定光譜中的一些選擇律一樣，並不是什麼神秘的原因。

(5)穴道是什麼？針灸為什麼治病？

由上所述，我們已經了解血液流注器官及組織之法則。波動的血液流入器官時，器官也必隨著共振。那麼有沒有辦法阻斷這種流動、或振動呢？一個振動的物體，一定有些點，壓迫後可阻止其振動。在經絡上的一些重要位置，這個位置壓下後，很容易更改此組織中動脈樹之基本頻率。當波動血液流入動脈樹時，就像敲鼓一樣，整個組織必隨著血壓中的某一個頻率振動，而讓血液流入此組織。但是一旦壓著穴道時，就會阻止這種振動，或是更改其共振頻率，因此阻斷或改變了血液流注此組織之狀況。

所以穴道就是經絡上的一些重要位置，這個位置壓迫後，很容易阻斷動脈樹的振動，或更改其基本頻率。所謂的穴道並不需要與血管或組織直接有關，也就難怪多少年來我們始終找不到穴道之解剖結構。穴道只在血液仍流動之活體上才有意義。而一些由壓下穴道所產生之酸、麻等感覺，可能是由於血流減少而產生的。

如果外加之阻力，阻斷了動脈樹的振動，因而流入此組織之血液減少了，但是其影響還不止這一個組織而已。因為此組織之阻力增加，也增加了這一個振動頻率之阻力，使整個經絡之血流量也都受到影響而減少。這些無法流入經絡的血液，就視相生及相剋的關係，分流進入其他的組織去了。而針灸手法更有補與瀉之不同，簡單的說，補者加強其流動，瀉者減少其流動。所以補的手法多以一定的頻率刺激穴道，也可以加強共振，增加血液流量；抑制穴道，使其減少共振，就是瀉法。

因此可推論，針灸是一種改變不同頻率振動阻力以達到調和血液分配之手法。那麼灸的目的又是什麼呢？由近代生物物理的知識，知道細胞膜的彈性與其中所含飽和脂肪酸成反比，膽固醇含量愈高，彈性就愈壞。但是這種彈性變化亦由其熔化的程度而定。飽和脂肪酸之熔點較高，在體溫時就較硬（就像豬油）；而不飽和脂肪酸之熔點較低，在體溫時就較軟（就像沙拉油）。當由不飽和脂肪酸組成細胞膜時，彈性較好，所以灸就是以加熱來改變組織之彈性，以改變其阻力之另一種手段了。因為溫度升高後，組織總是變得較軟。

由此引申，也就不難了解張仲景先生《傷寒論》中之基本論點了。因為手腳或體表之受寒，其間之動脈樹也就隨之因冷而硬化，因而增加了阻力，阻擋了某種共振之產生，也就造成血流之不至，進而將惡化之情形循著經絡往體內傳去。這種病變又會由相生相剋的規則，由一經轉往另一經，使病情惡化。

⑹ 氣是什麼？

「氣行血」是中醫最常用的術語，「以心行氣」又是練氣功之不二法門。那麼氣到底是什麼呢？由上述的脈搏學及穴道之說明，我們知道血液是隨著脈動一波又一波的在血管中流入，進入動脈樹，而營養身體之各個組織及器官。而穴道就是調整這些脈動之樞紐，可以針灸之補瀉手法，加強或阻止流入穴道相關之器官、組織中之血液流量。所以氣應可視為血液波，流入各器官或組織阻力的一種描述。阻力愈小，氣愈盛。而氣不僅與血管之通順與否有密切關係，整個動脈樹，甚至整個器官之彈性，皆可表現在「氣」上。

組織與器官長得愈健康，則其基本頻率愈標準，而且共振得愈乾淨利落，因而血流就愈順暢。這有點像電子學的電導，氣愈旺，電導愈大，導電愈好。所以俗話所稱打通某個穴道，就是把這個穴道相關之器官或組織強化，使其健壯，顯示出理想之共振頻率，因而血流暢旺。

同理，打通了某個經絡，就是把這個頻率相關的穴道一起都打通了，因而這個頻率的血流都能暢旺。如果身體更進步，則十二經絡皆可一一打通，那麼心臟病、高血壓，甚至糖尿病等慢性病皆可有良好的治療效果，由此更不難了解為何推拿、拍打是打通穴道通常用之手法。

其實道家之練功，尚不止於此。如果把整個大動脈系統看成一個共振腔，那麼心臟就是加入能量之幫浦，練功時就像雷射系統一樣，不斷把能量打入此共振腔，並儲存起來，當發力時，「力由脊發」，就是由共振腔的中心——大動脈，將選定之頻率，經由經絡（相當於動脈之水壓系統）發射出來，如此就不難理解所謂爆發力或運氣、行氣的道理了。而當血流順暢，流速很大時，因血液中含電解質是導體，流速大時與地磁之作用，難免會產生一些電壓（此即電磁式血液流量計所用之原理），如此亦可解釋有功夫的人，一旦運起氣來，手中帶有靜電的原因。

(7)耳針及手腳按摩

針灸強調耳針，而手腳按摩又說是針灸之應用，這又是什麼道理呢？人之身體如按血流頻率可分十二經絡，換言之，身體各部都可按這十二種頻率來分配（其實應較十二為多，才有奇經八脈等額外之經絡）。所以耳朵、手、腳也一樣有隨這十二種頻率振動的組織。而耳朵特別重要，因為耳朵是動物之散熱器官，血液流量特別大，一旦在耳朵上改變某一特定頻率之阻力，對整個經絡之流動阻力影響也就特別大，所以別看耳朵小，耳針之效果卻是特別好。

手腳按摩也是同樣的道理，所以手、腳上所謂之反射點，也就是身上器官、內臟，共用同一頻率之相對應點，因此以一定之頻率（最好是共振頻率——這也是外丹功所謂的先天氣），加以按摩，就能加強此頻率血脈之流動，而達到治療內臟疾病之效果。

⑻望診與面相

望診為中醫四診之首，而中國人更相信面相。其實這也是與手腳按摩一樣的道理，人之頭部，與手、腳及耳朵一樣有十二經絡經過，所以不同的部位由不同的頻率之血液波來灌輸。一旦肝有了病變，則肝之基本阻力將變大，流入肝臟之頻率的波動就阻力大增，導致流入臉上與肝相同頻率之部位的血液流注不足，因而此部位就因氧氣不足、營養不良，發青或發黑，或變粗糙等現象。而由面相，多少也可看出先天之內臟強弱及形狀，因此面相多少與人之基質有關，而氣色又與你的健康有密切的關連。

⑼總論

在我國的文化中，《內經》一直佔著重要的地位。由其引申而出的，不僅是中國醫學，其他如道家之練功，及各家各派武術之內功、氣功，也或多或少與脈搏學之研究有關。神農氏嘗百草，靠的是「玻璃肚子」，換言之是靠他自己的感覺，或是脈搏。靠自己的感覺，靠自己的修練，也就成了中國人成仙、成佛的正規途徑。這種靠自己的觀念，也就是中國醫術的精要。

中醫以扶正為主，也就是增強抵抗力，加強正常生理情形下身體原有的恢復能力，再由此抵抗力去抵擋疾病。因而由脈搏學以及望聞問所引申出來之診斷，常能發現疾病於未發之前，但是對於外來的細菌感染，或者盲腸炎等，卻因為經驗不足，而稍有欠缺。

做為一個現代的中國人，我們不僅要研究發揚中醫所謂的王道醫術，也要研究利用西醫的特效藥、開刀，甚至器官移植等強烈手段。扶正以去邪，或去邪正自扶，本是一體之兩面，相生相成的，又何必爭論呢？

〔參考文獻〕

1. Taylor M. G.: The input impedance of an Assembly of Ramdomly-Branching Elastic tubes. Bioplysics J. 6: 29, 1966.

Taylor M. G. : Wave Transmission through an Assembiy of Ramdomly-Branching Elastic tubes. Bioplysics J. 6: 697, 1966.

2.Basar , E. , G. Ruedas, H. Schwarzkopf, und Ch. Weiss : Untersuchungen des zeitlichen Verhaltens druckabhängiger Anderungen des Strömunswiderstandes im Coronargefäbsystem des Rattenherzens, Pflügers Arch. 304, 189-202, 1968.

3.Wang W. K. Y. Y. Lo. Y. Chiang, T. C. Chen : Study on flow distribution and pulse shape—A model for pulse felling in Chinese Medicine. Paper submitted for publication.（補註：此文發表於1987年之國際會議，並在同年6月18日由《民生報》以頭版頭條報導。）

註：Special Issue of Annual Report of the Institute of Physics, Academia Sinica, Vol. 16, 1986 In Honor of Prof. Ta-You Wu on the Occasion of his 80th Birthday

國家圖書館出版品預行編目資料

以肺為宗(改版)：跟科學家學養肺自救，做好體內環保抗老化 / 王唯工, 王晉中著. -- 二版. -- 臺北市：商周出版：家庭傳媒城邦分公司發行, 2023. 03
面；　公分. -- (商周養生館；55)
ISBN 978-986-477-075-5(平裝)

1.中醫 2.養生 3.肺臟

413.21　　105013297

線上版讀者回函卡

商周養生館 55

以肺為宗(改版)——跟科學家學養肺自救，做好體內環保抗老化

作　　者／王唯工、王晉中
企畫選書／黃靖卉

版　　權／吳亭儀、林易萱、江欣瑜
行銷業務／黃崇華、周佑潔、賴玉嵐、賴正祐
總 編 輯／黃靖卉
總 經 理／彭之琬
第一事業群總經理／黃淑貞
發 行 人／何飛鵬
法律顧問／元禾法律事務所王子文律師
出　　版／商周出版
台北市104民生東路二段141號9樓
電話：(02) 25007008　傳真：(02)25007759
E-mail：bwp.service@cite.com.tw
發　　行／英屬蓋曼群島商家庭傳媒股份有限公司城邦分公司
台北市中山區民生東路二段141號2樓
書虫客服服務專線：02-25007718；25007719
24小時傳真專線：02-25001990；25001991
服務時間：週一至週五上午09:30-12:00；下午13:30-17:00
劃撥帳號：19863813；戶名：書虫股份有限公司
讀者服務信箱：service@readingclub.com.tw
城邦讀書花園 www.cite.com.tw
香港發行所／城邦（香港）出版集團
香港灣仔駱克道193號_ E-mail : hkcite@biznetvigator.com
電話：(852) 25086231　傳真：(852) 25789337
馬新發行所／城邦（馬新）出版集團【Cite (M) Sdn Bhd】
41, Jalan Radin Anum, Bandar Baru Sri Petaling, 57000 Kuala Lumpur, Malaysia.
電話：(603) 90563833　傳真：(603) 90576622

封面設計／行者創意
版面設計／林曉涵
內頁排版／林曉涵
內頁插畫／黃建中
印　　刷／中原造像股份有限公司
經 銷 商／聯合發行股份有限公司　新北市231新店區寶橋路235巷6弄6號2樓
電話：(02) 29178022　傳真：(02) 29110053

■2016年 8 月 2 日初版
■2023年 3 月23日二版一刷
Printed in Taiwan
定價300元

城邦讀書花園
www.cite.com.tw
 ISBN 978-986-477-075-5